忙しい30代・40代のための

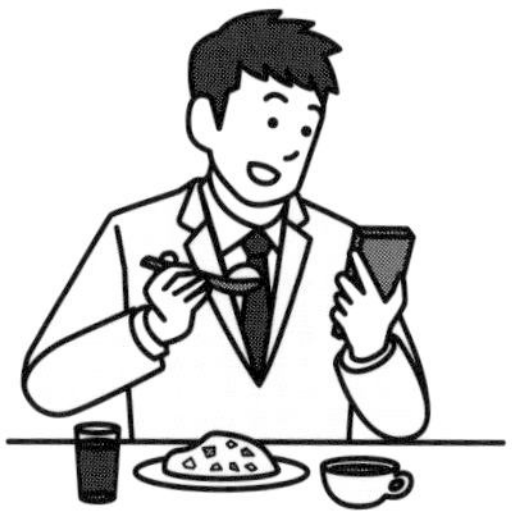

# 糖尿病治療のトリセツ

松本和隆
MATSUMOTO KAZUTAKA

幻冬舎 MC

忙しい30代・40代のための

# 糖尿病治療のトリセツ

# はじめに

糖尿病と診断されたけど、特にどこも具合の悪いところはないからいまひとつ生活改善に取り組めていない――。

特に30〜40代の患者さんは仕事もプライベートも忙しいためになかなか自身の体質改善と向き合えず、食事療法や運動療法もおろそかになっていることが多いはずです。しかし、このように軽くとらえられやすいことが糖尿病の大きな落とし穴なのです。

糖尿病は放置していて自然に治る病気ではありません。それどころか、知らず知らずのうちに進行し、目や手足、内臓、脳など全身をむしばんでいきます。そして、失明や脳卒中をはじめ、取り返しのつかない合併症を引き起こしてしまう病気なのです。例えば失明に至る恐れがある糖尿病性網膜症は、糖尿病発症後15〜19年のうちに患者の57%がかかることが分かっています。脳や心臓などの循環器疾患に関しても、糖尿病患者さんの死亡リスクは糖尿病でない人の1・8倍（男性）、2・5倍（女性）高いとの研究報告があります。

発症年齢が若いほど治療をしなければ合併症を起こし、残りの人生を棒に振ってしまう恐れが高まります。30代で発症したのを放っておいた結果、50代で視力を失ったり、60代そこそこで脳卒中に見舞われ、手足の麻痺など重い後遺症に苦しむことになったりするケースはたくさんあるのです。

そんな末路をたどらないためにも、糖尿病と診断されたら継続的な通院と生活習慣の見直しが重要です。しかし通院にも時間がかかりますし、忙しいと食事の時間や生活リズムはすぐに乱れてしまいます。30～40代の働き盛り世代でも無理なく治療や生活習慣の改善を続け、怖い合併症を遠ざける方法はあるのでしょうか。

私はこれまで20年以上にわたり、糖尿病専門医としてのべ2万人にのぼる患者さんを診てきました。２０１６年4月に三重県松阪市内で開業してからは、県内でも数少ない管理栄養士や理学療法士が常駐しチーム医療を行うクリニックとして、生活習慣改善の手厚い指導をはじめ患者さん一人ひとりの病状に合わせたきめ細やかな診療を一貫して続け、多くの患者さんを合併症の危機から救ってきました。

しかし一方で、通院や生活改善を怠った結果失明した、足が壊死して切断することになった、週に何回も長い時間透析を続けなければならなくなったなど、合併症を発症して不幸な状況に陥った患者さんも多く見てきました。そこで、もっと糖尿病の怖さを知ってほしい、放置せずに医療機関を受診してほしいとの思いから本書の執筆に至りました。

本書では、無理せず続けやすく、高い効果が期待できる糖尿病の治療法を解説していきます。併せて、普段の生活でも取り組める血糖値コントロールのヒントやワザも多数紹介するなど、実用的な内容を目指しました。

本書が、悩める働き盛り世代の糖尿病患者さんにとって「こうすればいいんだ!」と目の前がぱっと開けるきっかけになれば、これに勝る喜びはありません。

Contents

第2章

# 早い段階で治療に取り組むことが改善のカギ！忙しくても続けやすい、糖尿病の投薬治療

第3章

# 生活習慣を少し見直すだけで血糖値は下がる！家庭で手軽に取り組める食事療法と運動療法

## 第4章

# 糖尿病専門医を受診することが早期改善の近道!「頼りになるクリニック」の選び方

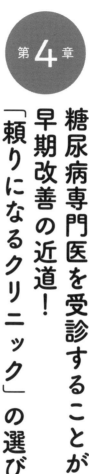

# 序　章

# 糖尿病は命に危険を及ぼす！

# 症状がないから大丈夫という油断が命を脅かす

いまや日本では男性の3人に1人、女性の4人に1人は糖尿病またはその予備群とされ、国民病ともいわれています。糖尿病と診断されると食事の見直しや運動をしながらの治療が必要になります。

しかし初期のうちは自覚症状がないため、軽症だと勝手に思い込み、治療を先延ばしにする人が多くいます。無症状でも放っておいたら取り返しのつかない事態を招く恐れもあるのに、なかなか分かってもらえないのです。

私のクリニックを訪れた患者さんでも、自身の油断から治療が遅れ、事の重大さに気づいたときには症状が悪化していたケースが少なからずあります。自分は大丈夫という根拠のない自信こそ、治療の行く手を阻むのです。

私はこうした患者さんを数多く見てきましたが、特別にルーズだったり考え方がおかしかったりする人はほとんどいません。誰でもみんなそれぞれに体を気遣い、それなりに正しい行動をしようとしながら、糖尿病に関する知識のなさからそのときには重大さに気づけなかったという人ばかりです。

これは誰にでも起こり得ることであり、すでに自分の身に起きている可能性があることです。ひとごとだと思わず、自身にもあてはまることがないか考えてみることが、糖尿病から命を守る第一歩になります。

Episode 1

## 会社員Aさん（38歳　男性）

## 症状がないからと検査結果を無視
## 気づいたときには失明の危機に

営業職として毎日忙しく飛び回っていたAさんは、30歳のときから毎年のように会社の健康診断で血糖値の数値が引っかかっていましたが、具合が悪いところも特になかったため、そのままにしていました。

高血圧症の持病もあり、妻からは結婚当初よりずいぶん太ったと言われて耳が痛かったものの、中年期に入れば多少は貫禄がつくもの、と言い訳をして節制する気など毛頭ありませんでした。

そんなAさんが35歳のとき、単身赴任を命じられました。見知らぬ土地での新規の取引先開拓は困難も多く、ストレスフルな日々が続きました。なんとか壁を打ち破ろうと仕事に打ち込み、部屋にはほぼ寝るだけのために帰るようなものだったので、当然自炊などできません。

朝は通勤途中のコンビニで購入したパンとコーヒー牛乳、昼は外回りの途中で店に立ち寄り、ラーメンやカレーなど待たずに食べられる単品メニューを注文、そして夜は唐揚げや焼き鳥といった居酒屋の定番つまみで一杯と、毎日ほぼ決まったメニューの繰り返しでした。営業車には、ジュースや気分転換にと飴も常備しています。

案の定Aさんの体重は1年で激増し、ワイシャツの首まわりやお腹のボタンが閉まらなくなってしまいました。その結果、会社の定期健診でも血糖値がE判定の要受診のレベルになってしまったのです。

それでもなにか症状が出ているわけではありません。以前よりのどが渇きやすくなったり、夜中にトイレで起きることが増えてきたりしたような気はしますが、年のせいかな、と気にも留めませんでした。自分は働き盛りなのに特に困った症状が出ているわけではない、病気になどかまっていられない、という気持ちもありました。会社も、要受診が出たからといって具合が悪そうでもない社員に病院へ行きなさいとうるさく言うこともありませんでした。職場全体が忙しく、受診のために休みを取れそうな雰囲気ではなかったのです。

さらに3年の月日が経ち、38歳になったAさんがいつものように営業車を運転していると、どうも前方が見えにくいことに気づきました。昼食で訪れた店のメニューもよく見えないし、帰社後レポートをまとめていても文字がぼうっとかすみます。もともと視力は良く、眼の悩みもなかったので、疲れか加齢によるものだと軽く考えていたのですが、数日経っても一向に良くなりません。さすがに不便だったので、眼科へ行くことにしました。このときは眼鏡の一つでも作ればいいかな、と思っていたのですが、そこで下った診断は糖尿病性網膜症という病気でした。眼科医からは、あなた、まだ若いのに高血糖を放っておいちゃだめじゃないですか、今すぐ内科へかかって糖尿病の治療をしないと失明しますよ、と半分呆れたように言われてしまい、Aさんは事の重大さにようやく気づいたのです。

Episode 2

## 専業主婦Bさん（45歳　女性）

たいしたことない、
と言われ健診も受けず
次第に足の違和感が強くなって……

Bさんは、40歳のときに自治体の特定健康診査（メタボ健診）を受けたところ、軽い高血糖を指摘されました。この診断が少し気になったので、いつも頭痛や風邪などでお世話になっているかかりつけの内科へ薬をもらいに行ったときに聞いてみることにしました。ところが、結果に目を通した医師は「このくらいならたいしたことないですよ、よくあることですので、まあ、あまり太らないよう気をつけてください」と言い、診察するでもなく帰されてしまいました。

ちょっと拍子抜けしたBさんでしたが、確かに特段自覚症状があるわけでもなし、医師がそう言うなら大丈夫だろう、と納得し、専門医にかかることもなく、その後も健診を受けるのをやめてしまったのです。

Bさんには食べ盛りの息子がいて、日々の食事はハンバーグやフライ、唐揚げなどボリュームのあるメニューが中心でした。ここ数年で5kg増、お腹周りが目立ってきたなあと気になって近所のスポーツクラブに週1回通い始めました。運動は継続できたのですが、そこで仲良くなったママさん友達と帰りにファミレスでパフェを食べながらおしゃべりするのがお約束になってしまい、体重は一向に減る気配はありません。

そして5年後、Bさんはふと足に違和感をおぼえるようになりました。普通に歩いているつもりなのに、どうも足の裏の感覚がこころもとないのです。試しに部屋を素足で歩いてみても、床に敷いたカーペットの踏み心地がいまひとつ分からないのです。まるで薄い紙がはさまっているような、しっかりと踏みしめられない感じに戸惑い、足のことだからと整形外科を受診することにしました。

しかし、腫れや内出血などの見た目の変化もありませんし、レントゲンをとっても骨に異常はみつかりません。足首や足指も問題なく動くので、医師からは特に問題なしと診断され、気のせいかと思いながら帰途につきました。

しかし、その後も違和感が残っていたので少々不安に思っていたところ、ずっと受けていなかった特定健康診査の案内が届きました。これまでは特に具合も悪くなかったので受診しませんでしたが、今回は足が気になることもあり、5年ぶりに受けてみることにしました。すると、空腹時血糖※が200mg／dℓ近くにもなっていたのです。夫に結果を見せるとすぐに専門家のところで診てもらったほうがいいと真顔で言われました。足の症状はもしかしたら糖尿病のせいなのかも、とはっとしました。

糖尿病クリニックを受診したところ、進行した糖尿病ですぐに治療が必要と言われました。初めから専門医にかかっていたら……と今では後悔しています。

※空腹時血糖：糖尿病診断における検査数値の一つで、10時間以上食事を摂らない状態で測定した血糖値。正常値は109mg／dℓまで。

Episode 3

## 自営業Cさん（49歳　男性）

### “優等生”の過信で治療を中断
### 冬休みの不摂生から脳卒中へ

Cさんは40歳を過ぎてから受けた特定健康診査で、血糖値が高く要受診と診断されてしまいました。

実は母親が糖尿病で、大変な思いをしていたのを見ていたので、心構えをしていたCさんは、すぐに糖尿病専門クリニックを受診したところ、精査の結果糖尿病の診断が下り、薬をのみながら食事の見直しや運動をすることにしました。

最初が肝心、とCさんは受診の翌日から毎日1時間のウォーキングを自分に課し、10㎞近く歩くこともありました。雨の日も風の日も欠かすことなく励み、好きだったお酒もきっぱりやめ、夜遅くの食事も摂らないようにしたところ、みるみるうちにぽっこりしていたお腹が引っ込んできたのです。

1カ月、2カ月と、月1回の通院時に測る血糖値もぐんぐん下がり、医師からも褒められ、すっかり自信のついたCさんは、この調子で運動を続け食事にも気をつければ薬がなくても大丈夫と考え、医師に服薬せずに自分だけでやってみようと思う、と申し出ました。

できればもう少し薬を飲み続けたほうがいいのでは、と医師は思ったものの、本人がまじめに生活習慣の改善に取り組んで成果も出ているので強くも言えません。そこで少なくとも半年に一度は通院して、血糖値をチェックしましょうと言うにとどめ、本人に任せることにしました。

その後もウォーキングの習慣を続け、お酒も飲まずに食事にも気をつけていたCさんですが、通院しなくなって数カ月経った頃、その年の年末あたりからだんだんルーズになってきてしまいました。

年末年始はなにかと飲食の機会が増えるものです。Cさんも連日のように仕事の付き合いや親せきの集まりなどに顔を出し、食べたり飲んだりで、禁酒もなしくずしになってしまいました。

正月休み中は、このときくらいしかゆっくりできないから、と家でゴロゴロし、木枯らしの吹く寒い戸外を眺めながら、ウォーキングは三が日が過ぎたら……いや、七草がゆを食べたら……、いや、鏡割りをしてから……と、日が経つにつれ面倒になってきてしまい、いつになっても再開できません。気がつけば1月も終わり、お腹が出てしまいました。これは血糖値のほうもまずいのではないかと内心思ってはいるものの、一方では、やればすぐこの間のように下がるはず、今さら医者に行くのは気がひけるとそのままにしてしまったのです。

そのうち仕事のストレスが重なり大食いで紛らわすようになってしまい、飲酒量も増え、運動もせず、生活習慣は糖尿病と診断されたときよりも乱れてしまいました。

それから2年半が過ぎたある日、Cさんは突然倒れてしまいます。原因は脳卒中でした。糖尿病が進み脳の血管がダメージを受けてしまったのです。幸い一命はとりとめましたが、手足に片麻痺としびれが残ったため、リハビリを続ける毎日になってしまい仕事も以前のようにはできなくなり、家族にも負担をかけることになってしまいました。

親が糖尿病で苦労する姿を見ていて、自分はあんなふうにはなるまいと思っていたのに、と、通院を途中でやめてしまったことを、心底後悔しています。

第1章

# 人工透析、自律神経障害、失明——危険な合併症を引き起こす、知られざる糖尿病のリスク

# だぶついた糖が血管を傷めつけ全身をボロボロに

よほど重症でない限り、糖尿病と診断された患者さんの多くは「糖尿病と言われたけれどピンとこない」「どこも悪くないから自分ごとに思えない」と口をそろえて言います。しかし、糖尿病は自覚症状がほとんどないまま体内で進行し、数年～数十年後にさまざまな症状が表出してくるのです。そのため、サイレントキラーとも呼ばれています。

私たち人間の体は数十兆個ともいわれる細胞からできています。その細胞は食事などから摂る糖分を主なエネルギーとしています。食事をすると糖分は消化管から血液へと入っていきます。これがエネルギーとして使われるためには、血液を介して細胞へ運んで吸収されなければなりませんが、糖尿病ではそのシステムがうまく回らないため血液中に余分な糖がたまってしまうのです。

血液中に溶け込んでいる糖のことを血糖と呼びます。血糖値が少々高くなってもそれ自体が体調に響くことはめったにありません。しかし体の中は知らず知らずのうちにだぶついた糖で痛めつけられてしまいます。第一の被害者は血管です。だぶついた糖が血管を傷つけボロボロにしてしまうのです。そのメカニズムはいくつかあり、代表的なものに糖化があります。余分な糖が血管をつくっているたんぱく質と結びつくと化学変化を起こして硬く、もろくなってしまう現象が糖化です。

厄介なのは一度この変化が起こるともう元に戻ることはなく、悪くなる一方であることです。その結果、傷ついた血管は硬くなってしまい内腔（血液の通り道）も狭くなってしまいます。この状態が動脈硬化です。動脈硬化を起こすと血液はスムーズに流れなくなってしまいます。血管は体中に張り巡らされており、臓器や組織に酸素や栄養素を運ぶ運搬路のようなものです。それがボロボロ、ガタガタになれば、つながっている臓器や組織も傷んでしまいます。

こうして起こるのが合併症です。合併症とは、ある病気に関連して起こる別の病気のことで、なかには、生活に支障が出たり、命にも関わったりする深刻な症状がいくつもあります。糖尿病の合併症で代表的なものには眼に起こる糖尿病網膜症、腎臓に起こる糖尿病

**高血糖だと血管がボロボロに**

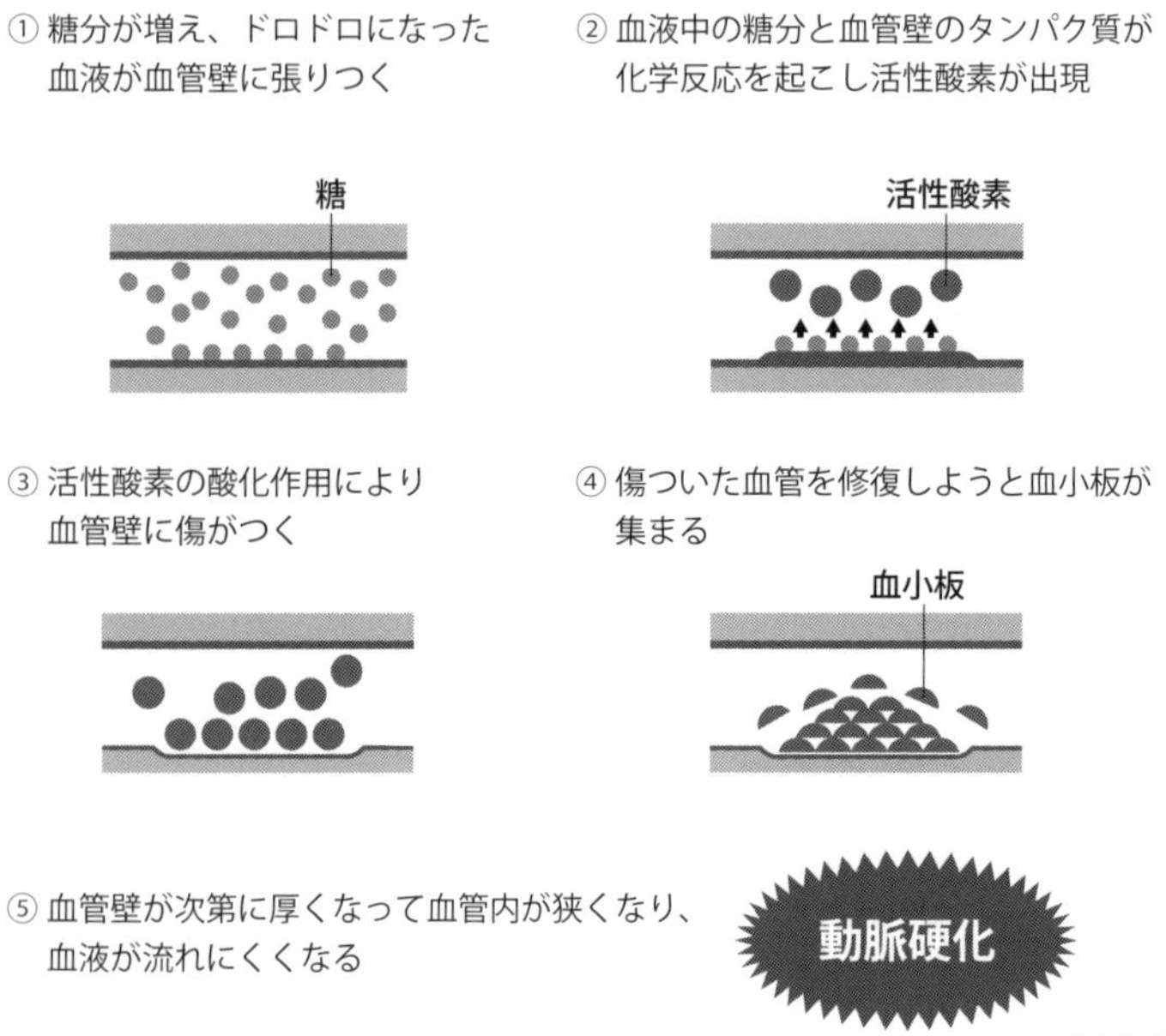
① 糖分が増え、ドロドロになった血液が血管壁に張りつく
糖
② 血液中の糖分と血管壁のタンパク質が化学反応を起こし活性酸素が出現
活性酸素
③ 活性酸素の酸化作用により血管壁に傷がつく
④ 傷ついた血管を修復しようと血小板が集まる
血小板
⑤ 血管壁が次第に厚くなって血管内が狭くなり、血液が流れにくくなる
動脈硬化

著者作成

性腎症、神経に起こる糖尿病性神経障害などがあります。

糖尿病網膜症は成人の後天性失明原因の第2位で、糖尿病性腎症は人工透析の原因となる疾患の第1位です。糖尿病性神経障害を発症すると徐々に足のしびれや温痛覚（温度や痛みを感じる感覚）の鈍麻が起こり、最終的には壊疽（腐ってしまうこと）して、足を切断せざるを得なくなることもあります。こうした深刻な事態になるのは糖尿病でも特別なケースだけではなく、実は糖尿病にかかったら誰でもなり得ます。放置して進行を許してしまったら、体のあらゆるところがいつどこで異常をきたしてもおかしくありません。

糖尿病という名前から、尿に糖が出るのが糖尿病だと思われがちですが、発症したばかりや軽症の段階の糖尿病では尿糖が出ないことはよくあります。逆に尿糖が出たら必ずしも糖尿病ともいえず、別の病気の可能性もあります。

診断されたときに気になる自覚症状はないからときちんと治療を受けず今のままの生活を続けていると、数年~数十年後には考えもしなかった合併症に苦しむ日々を迎えることになってしまう可能性があります。

## 「しめじ」が怖い!? 三大合併症

糖尿病の合併症でも、発症の割合が特に高いのは次の3つです。細い血管が傷つけられて起こることから、まとめて細小血管症と呼ばれています。頭の文字を取って「しめじ」と覚えます。いずれも生活にたいへん大きく影響する、恐ろしい合併症です。

## しめじの「し」：糖尿病性神経障害

神経は脳からの指令を体のすみずみに伝える一方、体のすみずみで感知した情報を脳へ伝える経路であり、血管と同じように全身に張り巡らされています。

糖尿病による高血糖状態が続くと、神経に代謝異常が起こり、血管が傷つくことによって神経への栄養供給だけでなく、働きも低下して脳からの指令が妨げられてしまうと考えられています。

神経は運動神経や感覚神経、自律神経の、大きく3つのタイプに分けられます。

早期から症状が出やすく、かつ大きな問題になりやすいのは感覚神経の障害です。足や手がしびれたり、痛んだり感覚が鈍くなったりします。特に感覚が鈍くなると人体への影響が大きく、足のけがに気づかずに対処が遅れて潰瘍になり、最悪の場合足を切断しなければいけない事態になることもあります。

また、運動神経が支障をきたすと、その神経が及ぶ部位がうまく動かせなくなります。例えばまぶたや眼が動きにくくなるなどです。手足の場合には筋力が低下し、運動量が落ちたり転びやすくなったりします。

自律神経は食べ物の消化や心拍、発汗など、体の諸機能を良好な状態に保つための神経です。自律神経が乱れると消化不良による胃のむかつきや胸やけが起こったり、便秘や下痢を繰り返したり、排尿障害が起こったりします。めまいや動悸、立ち眩みなどのさまざまな不調の要因にもなります。

## しめじの「め」：眼の合併症

網膜は眼の奥に張り巡らされており見たものを映すスクリーンのような役割を担っています。瞳孔を通った光が網膜に投影されて、その情報が脳へ送られて映像になるのです。

網膜には細い血管がたくさんあり、糖尿病になるとこの血管が徐々に障害され、網膜に出血や白斑が現れたり、眼球内部の硝子体に出血が起きたり、網膜剥離が起こったりして、視力が著しく低下してしまうこともあります。網膜症による視覚障害は光が投影されるスクリーン自体が妨げられた結果なので、眼鏡やコンタクトレンズなどを用いても見えるようにはなりません。眼鏡などは近視や遠視などの屈折を矯正する器具だからです。

糖尿病網膜症は自覚症状がないまま密かに進み、急に見えにくくなることが多々あります。そのためしっかり治療を受けていない患者さんが多く、緑内障に次いで失明原因の第2位を占めています。

また、網膜症の一つのタイプとして、視力を担っている黄斑という部分がむくんで視力が低下する黄斑症という合併症もあります。黄斑症だけで失明することはありませんが、視力がかなり低下するので生活に支障が出ます。

## しめじの「じ」：糖尿病性腎症

腎臓は血液中の老廃物を取り除いて尿中に排出し、血液を浄化する働きのある臓器です。その腎臓が機能低下してしまう合併症を糖尿病性腎症といいます。進行すると血液に老廃物がたまる尿毒症という命に関わる病気になり、生きていくためには人工透析が欠かせなくなってしまいます。

人工透析は通常週3回、治療は1回につき数時間にも及ぶので仕事や生活に大きな負担となってしまいます。透析をするだけでは生体の腎臓と同じだけの機能は担えないため、日常生活で水分や食事にある程度厳しい制限が課せられるだけでなく、貧血などのさまざまな合併症が起こりやすくなり、その治療も受けなければならなくなります。糖尿病性腎症は透析治療の原因となる疾患のトップとなっています。

糖尿病性腎症も糖尿病網膜症と同じく、深刻な状態になるまで自覚症状が現れないことがあります。たとえ透析に至らないとしても糖尿病性腎症にかかると腎臓だけではなく全身の血管が弱ってしまいます。血液の浄化がうまくできなくなるため老廃物の多い血液が全身を巡ることになり、脳や心臓を通る血管が詰まる脳梗塞や心筋梗塞のリスクが高くなります。また、最終的に腎不全の状態に至りますと、尿として血液中にたまった余分な水分を体外へ排泄することができなくなり体中が水分で溢れてしまい心不全を発症して命を脅かします。

## 心臓や脳の発作で突然死も！「えのき」の恐怖

糖尿病が進むと太い血管も痛めつけられます。血液の通り道がボロボロになるうえ、傷んだ箇所を修復しようと血小板などの血液成分が集まってくるので余計に狭くなってしまいます。そうすると血液が詰まりやすくなり、命を脅かすような重篤な病気の原因にもなりかねません。

代表的な症状が足の壊疽、脳卒中、心筋梗塞で、まとめて大血管症と呼び、それぞれの文字を取ってえのきと覚えます。

### えのきの「え」：足の壊疽

「しめじ」の「し」で説明した神経障害によって、足の感覚が鈍くなると例えばくぎやガラスなどの危険な異物を足で踏んでけがをしても気づきにくくなります。その傷口から菌が入り感染症を起こしても血管が傷んでいるので治りが悪くなり病巣が広がりやすくなります。

下肢の太い血管の血流も滞りやすくなり組織に栄養や酸素が届かなくなるので壊疽、つまり腐ってきてしまうのです。重症になると、命を救うためには足を切断せざるを得なくなることもあります。

## えのきの「の」：脳卒中（脳梗塞、脳出血）

脳に酸素や栄養を送る太い血管が動脈硬化を起こし、詰まってしまって発症する病気が脳梗塞です。発病すると詰まった先への栄養や酸素の供給が途絶えるので脳細胞が死んでしまいます。発症範囲が広ければ命に関わり、一命はとりとめたとしても手足にしびれや片麻痺が残ったり、言語障害が起こったりなどの後遺症で介護を要するなど自立した日常生活が難しくなってしまう場合もあります。脳梗塞がきっかけとなり認知症が起こる脳血管性認知症となることもあります。

脳出血は脳の血管が劣化し破れてしまうことで発症します。脳梗塞と同様に発症範囲が大きければ死に至る可能性もあり、後遺症のために仕事や生活に支障が出てしまう場合もあります。

## えのきの「き」：心筋梗塞

心臓を動かす心筋は冠動脈と呼ばれる太い血管から栄養や酸素を受け取り動いています。心筋の太い血管が動脈硬化により詰まって起こる病気が心筋梗塞です。栄養や酸素の供給が途絶えて心筋が壊死し、命に関わります。突然死の大きな原因としても知られています。

脳卒中や心筋梗塞などの血管病はがんと並んで日本人の死因の上位を占めています。糖尿病が進行すればするほど合併症のリスクも高くなります。しかも軽症のうちでもその心配はあるのです。

細小血管症と心筋梗塞の発生率と血糖値（ＨｂＡ１ｃ値※）との関係を調べた研究によれば、細小血管症は血糖値が高いほど発生率も高くなる一方、心筋梗塞についてはＨｂＡ１ｃ値が７％前後の比較的低い値でも発症率が高くなることが分かりました。つまり、糖尿病が軽症の段階でも動脈硬化が進んでいることを示しています。

※HbA1c…赤血球中のヘモグロビンという色素のうちどれくらいの割合が糖と結合しているかを示す検査値。過去1~2か月の平均血糖値の状態を反映するとされる。

## 血糖値が高くなる仕組み

平穏な日常生活を壊し、命をも縮めてしまう合併症を避けるためには、高くなってしまった血糖値を下げてできるだけ正常範囲に近いレベルでコントロールする必要があります。血糖は体をつくる何数十兆ともいわれる細胞へ運ばれてエネルギー源となります。仲介役がインスリンというホルモンで、インスリンはすい臓から分泌され、適切な量の血糖を細胞に取り込ませます。もし糖が余ったら肝臓へ運び貯蔵し、足りなくなったときに肝臓から引き出し細胞を運ぶ役割をもち、体内の血糖が極端に多くなったり少なくなったりしないよう調整しているのです。

## 糖尿病の進行と合併症の発生頻度

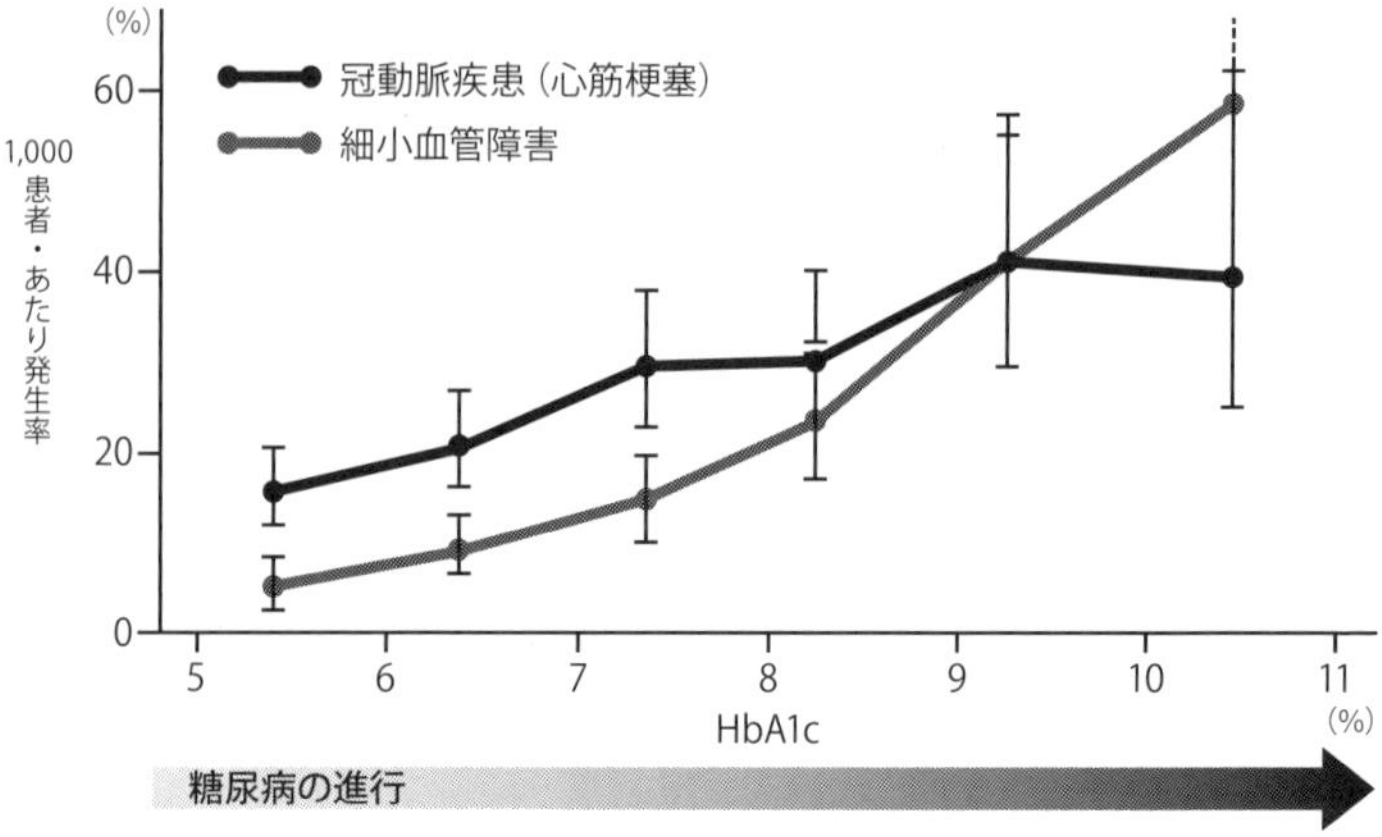


出典：財団法人循環器病研究振興財団「知っておきたい循環器病あれこれ」
BMJ 321(12Aug):407,2000 改変

ところが、糖尿病ではインスリンの分泌が減ったり、きちんと分泌されていたとしても肥満が合併していたりすると十分働かなくなったりするので、血糖の調整もうまくいかなくなります。血液中に行き場のない糖がだぶついて糖化などの反応を起こして血管を傷つけてしまいます。だぶつき具合を示す値が血糖値で、一定の基準を超えると糖尿病と診断されます。

血糖値は健康な人でも食後に高くなり時間の経過とともに下がり、また次の食後に高くなる、というように一日のうちでも変動します。糖尿病の人は変動幅も大きく乱高下します。

# 働き盛りがかかるのは2型糖尿病

糖尿病には血糖値が高くなる原因によっていくつかタイプがあります。働き盛りがかかるのはほとんどが2型糖尿病で、生活習慣の乱れを背景に発症するタイプです。

2型糖尿病は血糖値が高くなりやすい体質をもとに、長年体に良くない生活習慣を続けたり、加齢やストレスの影響が加わって発症します。1型糖尿病は生活習慣とは関係なく自己免疫の異常などによってすい臓のインスリンを分泌する機能が破壊されて、インスリンが最終的にほとんど分泌されなくなる病気です。2型が加齢に伴い増えるのに対し、1型の多くは子どもの頃発症するのが特徴です。1型と2型以外では、ホルモン分泌の異常や薬剤性のもの、特定の遺伝子異常による糖尿病が知られています。また、妊娠に関連してみられる妊娠糖尿病もあります。

本書は特別な断り書きがない場合、糖尿病＝2型糖尿病を指し、これを中心に説明します。

## 糖尿病の分類　糖尿病の約9割は2型糖尿病

（1）1型糖尿病

自己免疫異常などですい臓のβ細胞と呼ばれるインスリンを分泌する細胞が破壊されるためインスリンが分泌されなくなり、絶対的にインスリンが欠乏する

（2）2型糖尿病

血糖値が上がりやすい体質と、過食や運動不足、飲酒喫煙、ストレスなどの良くない生活習慣があいまってインスリンの分泌量が低下したり、インスリンの働きが悪くなったりする

（3）遺伝子異常、薬剤性、膵臓病、肝臓病などが原因の糖尿病

（4）妊娠糖尿病

妊娠に伴うホルモンバランスの乱れにより血糖値が上がる

# 働き盛りの糖尿病はメタボが背景に

若い年代で糖尿病と診断される人のほとんどはメタボリックシンドローム（メタボ）を高い比率で合併していることが分かってきています。メタボの人は健康な人に比べ2型糖尿病発症リスクが4〜6倍にもなることも分かっています。

メタボリックシンドロームは直訳すると代謝症候群といいます。お腹周りの内臓に脂肪が蓄積した内臓脂肪型肥満に、高血糖・高血圧・脂質異常症のうちいずれか2つ以上を併せ持った状態を指します。

体につく脂肪には、皮下組織にたまる皮下脂肪と内臓周りにつく内臓脂肪があり、メタボは後者のタイプによる肥満に見られます。

内臓脂肪は特に中年期以降、食べ過ぎや運動不足に加え、ストレスや飲酒喫煙習慣などさまざまな要因があいまって増えてきます。

内臓脂肪が蓄積すると血糖値が下がりにくくなるように作用します。脂肪を構成する脂肪細胞は余分なエネルギーの貯蔵のほか、体の諸機能を整えるさまざまな生理活性物質を作り出しています。これには体に良い作用をするものもあれば悪い作用をするものもあり、内臓脂肪が蓄積すると、良い作用をする物質の分泌が減ってしまい、悪い作用をする物質（インスリンがもつ血糖低下作用を減弱させる）のほうが増えてしまいます。

これによってインスリンの働きも悪くなり、血糖が細胞でエネルギーとしてうまく使われなくなってしまい、血液中の糖がだぶつき血糖値が上がってしまうと考えられています。

## メタボの診断基準　日本人はそもそもハイリスク!?

欧米には日本人ではちょっと考えられないほどの体が大きな人を多くみかけますが、不思議なことに欧米人は日本人に比べて糖尿病になりにくいといわれています。

太っているということは、それだけ脂肪を蓄えているといいかえることができます。脂肪は、余分な糖が体に貯蔵されるためにインスリンが働いて形を変えたものであり、脂肪がたっぷりついているのは見方を変えればインスリンが十分に働いていることのあらわれ

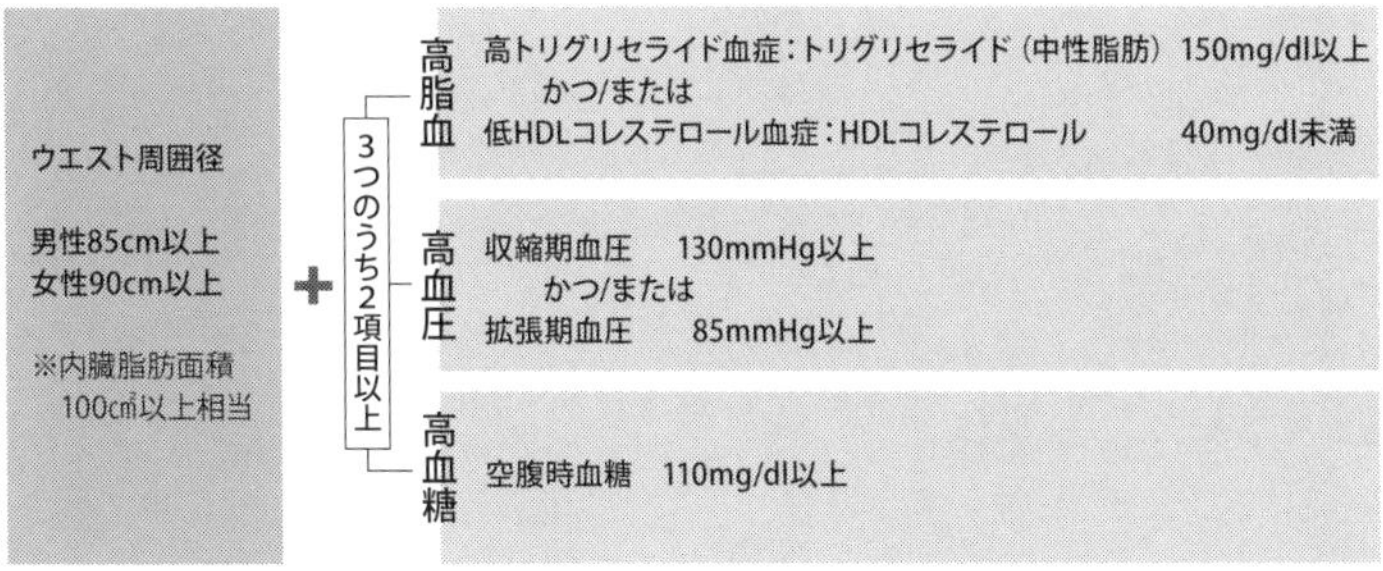


出典：厚生労働省 e- ヘルスネット「メタボリックシンドロームの診断基準」

だといえるのです。食事で大量に糖質を摂って、たくさん余ってしまっても、インスリンがばりばりと働いてくれるおかげで、血液中にだぶつくことなく、次から次へと脂肪に変えられているというわけです。

狩猟民族をルーツとする欧米人は、もともとすい臓から分泌されるインスリンの総量が日本人と異なりたいへん多く、エネルギー源である糖質を脂肪に変えて貯蔵する力が農耕民族をルーツとする日本人に比べ大きいといわれています。日本人は古来、穀物中心の低脂肪低カロリー食が中心だったため、少ないエネルギーで生き残れるよう、いわば燃費の良い体質を作り上げてきたと推察されます。一方で糖質に余剰分が出てもインスリン分泌量が少ないことから脂肪に変える力は欧米人より弱いので血糖値が上がりやすく、少し肥満になったくらいでインスリンの作用が弱まってしまい糖尿病になりやすいと考えられるのです。

戦後日本の食文化は欧米化が進み、戦前に比べ高脂肪高カロリーな食生活へと変わっていきました。これにより問題視されるようになったのが肥満の増加です。1976（昭和51）年から2000（平成12）年までの肥満（BMI※≧25）人口の調査によると、男性の肥満はこの25年間で1・5倍に増えたことが分かっています。

肥満でも特に内臓脂肪が増えるタイプはメタボリックシンドロームになりやすく、インスリンの効きが弱くなってしまいます。もともとインスリンの分泌量が少ない日本人が、欧米型の食事を好むようになれば、糖尿病が増えるのは当然ともいえるのです。

※BMI：Body Mass Indexの略で肥満度を表す指標。体重（kg）÷身長（m）÷身長（m）で算出され、25以上が肥満とされる

## メタボで長寿ホルモンが減り、負のスパイラルへ

メタボが影響するのは血糖だけではありません。生理活性物質のバランスが乱れると体のさまざまな代謝に異常をきたし、高血圧や脂質異常症（高脂血症）も進行させてしまい

ます。

善玉の生理活性物質の一つに、近年、長寿ホルモンとの別名でも注目されているアディポネクチンがあります。

長寿ホルモンと呼ばれる理由は、アディポネクチンには糖や脂肪の消費をサポートし、生活習慣病を改善する働きがあることが近年の研究で報告されているからです。同じ理由でやせホルモンとも呼ばれることもあります。

アディポネクチンは脂肪細胞から分泌されますが、メタボで内臓脂肪が多くなると、こうした良い作用をする物質の分泌は減ってしまうことが分かっています。そのため、体の正常な代謝の歯車が狂ってしまって、悪い影響を及ぼし合い、それぞれの病態を進行させてしまうという負のスパイラルに陥ってしまうのです。

例えば高血圧は血管を内側から強い圧をかけるのでたくさんの血管が集まっている眼の網膜や腎臓を傷めつけてしまいます。そのため糖尿病網膜症や糖尿病性腎症の発症・進行を早めます。動脈を硬く厚くしてしまういわゆる動脈硬化も進めます。

メタボになると心筋梗塞などの心血管疾患のリスクを高めることが知られています。メタボリックシンドロームの人は、メタボでない人と比べ糖尿病になるリスクや心筋梗塞や脳梗塞などでの死亡リスクが倍以上にもなるといわれています。

日本人の場合は外見がやせていても、高血糖や高血圧などを抱えていて代謝異常を起こしている隠れメタボが相当数あるので、太っていないからメタボではないと外見だけで判断するのは禁物です。自治体などで実施している特定健康診査を受け、血糖値や血圧、コレステロール値を測定したうえで判定されます。

## 働き盛りの余命を縮める最も大きな要因は糖尿病

フィンランド国立保健福祉研究所が2020年に発表した論文によると、約4万人のアンケート調査と健康診査のデータをもとに、生活習慣と健康リスクの相関を調べると、30歳の男性の平均余命が短くなる最大の原因は喫煙と糖尿病との結論が導き出されました。

平均余命とは、ある年齢の人が、あと何年生きることができるのかを表す期待値を指します。健康的な生活を続けていれば平均余命は延ばすことができます。

この研究では30歳の男性の平均余命が短くなる最大の原因は喫煙と糖尿病で、喫煙は6・6年、糖尿病は6・5年、それぞれ平均余命を縮めると報告しています。運動不足によって2・4年、過度なストレスにさらされ続けると2・8年短くなるとも示しています。

糖尿病が命の長さを左右するほど重大な要因になっているのは注目に値します。

肥満や糖尿病などの生活習慣病について男女を比べると、発症年齢はそれぞれ異なっても、どちらの性にとっても、年齢を重ねるほど平均余命を縮める危険因子となり得ることを示していました。もし2型糖尿病と診断されたあと、改善しなければ加齢に伴い糖尿病にかかっていない人との平均余命との差が拡大する恐れがあると考えることができます。

一般的に女性は男性に比べ健康的な生活スタイルをしている傾向がみられます。

このことは日本にもある程度は当てはまると思います。私の周りではどちらかといえば女性のほうが健康への関心が高く、糖尿病患者さんでも食事や運動に前向きに取り組むのは女性が多い印象です。

女性は糖尿病にかかっても予後が良いとか、余命が長いということではありません。女性と一言でいってもライフスタイルはさまざまで、運動や食事の量や質もばらつきがありますので一概にいえません。予後を良くするには男女問わず医療機関で血糖値を定期的に測り、数値によって進行具合を把握し対策を立てることがとても大切です。

## 若い人ほど、合併症で損をこうむるリスクが高い

一般的に合併症は糖尿病を発症してから10年ほど遅れて起こってくるといわれます。若い人ほど余命が長いため、合併症が出てしまうとその後つらい症状と闘わなければならない期間が長きにわたります。眼が見えにくくなったり、手足がしびれたり、心筋梗塞や脳梗塞のリスクを抱えたりして、この先20年、30年と過ごさなくてはならないのです。

今は人生１００年時代ともいわれ、仕事を定年退職したあとも第二、第三の人生プラン

が立てられるほど寿命が延びている状況で、その大半を病との闘いに費やさないといけなくなったら、とてもむなしいと思います。糖尿病は若い頃から手を打つ猶予が十分にある疾病なのです。

さらに問題なのは、糖尿病は診断時＝発症時とは限らない、ということです。糖尿病と診断されたときには、すでにずっと何年も前から高血糖状態が続いていたであろうと推察される事例もたくさんある、ということです。医療機関を受診しなければ診断もつきませんから、本当はいつ発症したのかは糖尿病でははっきりしないことが多いのです。

定期的に健診を受けていて結果をきちんと把握していれば、いつ頃から血糖値が高くなり始めたかといった推移は分かるものの、そこまで自己管理ができている人は残念ながらほとんどいません。健診を受けてこなかったり（主婦に多い傾向）、高血糖を指摘されていても受診しなかった、という人が圧倒的多数です。

そうなると、合併症が起こる時期は10年先といわず、もっと早まる可能性があります。私が今までに診た患者さんで、糖尿病と診断された直後に眼科で調べてもらったところ、すでに網膜症を発症していた事例もありました。診断時にすでに合併症が起こっていることも珍しくはないのです。

これは若い年代にとっては特に脅威です。30代で糖尿病と診断され、40歳になる前に合併症が出てきてしまったら、現役で会社の主軸としてバリバリ実力を発揮していく年代に、病気が足を引っ張り、人生の長い期間、合併症におかされつらく不自由な思いをしてしまう恐れが大きくなってしまいます。一度しかない人生がそうなってしまうのはとても残念なことです。

## 先延ばしにすると、医療費が雪だるま式に増えていく！

どのような病気でも重症になればその分、治療のためにお金も時間もかかってしまいます。糖尿病は進行すると複数の合併症が起こり、糖尿病本来の治療に加え、合併症の治療もしなければなりません。

メタボを背景とする糖尿病は多くの場合、高血圧や脂質異常症（高脂血症）の治療も同時に必要となります。血糖値だけをコントロールするのでは動脈硬化を食い止めることができないためです。

日本糖尿病協会のホームページで紹介されている医療費試算の一例を挙げると、2型糖尿病にかかる治療費と薬代で月額約5500円のところ、高血圧があると＋1092円、脂質異常症があると＋1158円、さらに糖尿病性腎症があると＋5106円、薬代だけで月の医療費が上乗せされます。この金額は患者アンケートをもとにした、あくまでもシミュレーションで、実際には病状の程度やジェネリック医薬品の有無などの諸条件によって一人ひとり違ってきます。ただ、治療対象となる疾患が増えるごとにざっと2割以上、雪だるま式に治療費がかさんでいくイメージです。

ここには、2型糖尿病の合併症に多い網膜症や、神経障害は入っていないので、もしこれらが起こっていればさらに月の医療費は膨れ上がります。日々、服用する薬の量も合併症が増えれば増えるほど膨大になります。

一方、早い段階で糖尿病と診断を受け治療を開始すれば、生活習慣を見直すだけでも高

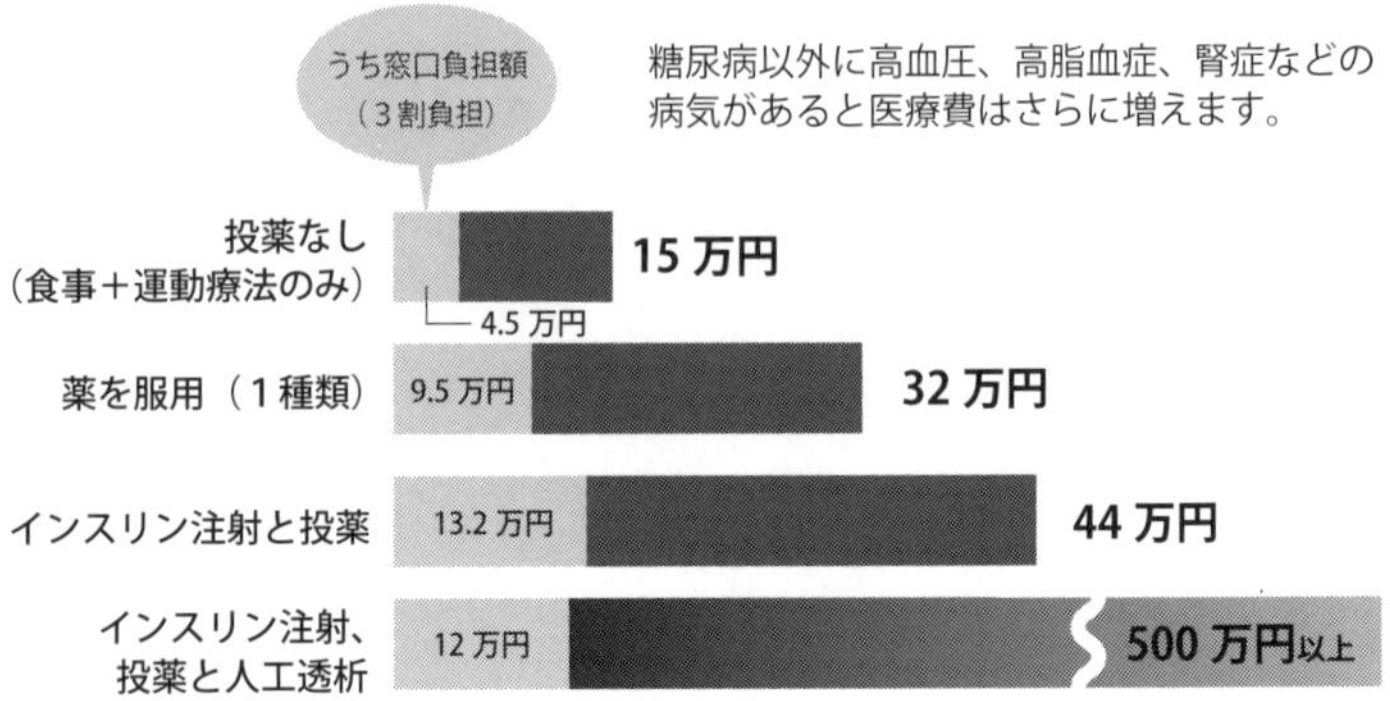


出典：糖尿病ネットワーク「糖尿病の医療費・保険・制度」

い血糖降下作用が期待できますし、体重を減らすことで高血圧や脂質異常も改善に向かうので、その分、薬を減らしたりなくしたりすることができます。合併症が出ていないうちから糖尿病の治療に取り組み、発症を予防できれば当然、治療費はかからないので、トータルの医療費は相当抑えられます。

若い年代はそもそも高齢者に比べ出費がなにかとかさみます。家や車の購入や、子どもの教育費、趣味や旅行など、大きなライフイベントや、生活に応じていろいろとお金がかかります。将来をできるだけゆとりあるものにするには、かけなくてもいい医療費は増やさないのに越したことはありません。

時間も同じことがいえます。誰にとっても1日は24時間で、限りある人生ですから、できるだけ楽しいことや、やりがいのあることに時間をかけたいのは皆同じです。もし糖尿病の治療をきちんと受けずに重症化させ、数々の合併症を起こして、病院通いで貴重な時間をどんどん削られてしまうのは、実にもったいないことです。

実際に私は、神経障害や動脈硬化でいくつもの進行した合併症を起こし、毎日のように病院通いせざるを得ない人を多く診察しています。時間もさることながら、健康状態が悪いために旅行をしたり趣味に取り組んだりすることもままならず、ただ病気と向かい合うだけの老後になってしまうのは寂しいことです。

早期のうちから糖尿病の治療にしっかり取り組み、合併症の予防ができれば、そんな思いをせずに済みます。治療にかかる費用も時間も最小限に抑えることができ、血糖コントロールが良好であれば体も元気でいられますから、人生の愉しみを奪われることもありません。

## やせているから大丈夫とは限らない

健康診断で高血糖を指摘されたけれど、体重は適正範囲でお腹も出ておらずメタボではないと言われたから放っておいて大丈夫、と思っているとしたら、それは大きな間違いです。

近年、2型糖尿病の患者さんには肥満がとても多く、肥満が大きな原因であることは確かです。しかし、肥満でなくても血糖値が高くなり、糖尿病になる人もいます。肥満だけでは糖尿病の有無や、かかりやすさは分からないのです。

糖尿病とはあくまで糖の代謝異常、つまり血糖が細胞でうまく使われない病気です。この原因は圧倒的に肥満ではあるものの、やせていてもインスリンの働きが弱ければ糖尿病になってしまいます。

むしろ、やせている人のほうが普段警戒しない分、糖尿病になっていても気づきにくいという怖さがあります。実際に健診を受けないと分からないので、肥満の有無にかかわらず定期的に血糖値を測ることが大事です。特に、両親や兄弟に糖尿病の人がいる場合は、インスリンが適切なタイミングで分泌されないために糖の代謝が悪い体質を遺伝的に受け継いでいる可能性が高く、体形に関係なく糖尿病にかかりやすいといえます。糖代謝は遺伝も影響するのです。

隠れ肥満で高血糖の人もいます。外見は太っているように見えないのに実は体に占める脂肪の割合が多いパターンです。

例えば同じ体重でも、体脂肪率が15％と30％では率が高いほうが健康上、良くなさそうだというのは想像がつくと思います。

脂肪が多いということは相対的に筋肉量が少ない、といえます。このような隠れ肥満はサルコペニア肥満ともいい、食事で摂った糖の代謝に悪影響を及ぼし、血糖値を上昇させてしまいます。サルコペニアとは、ギリシャ語で筋肉を意味するサルコと喪失を意味するペニアを合わせた造語です。

すい臓から分泌されるインスリンは、血液から糖を運び出し、グリコーゲンという形にして筋肉や内臓へ貯蔵する働きがあります。ところがもし筋肉量が少なければ、貯蔵スペースも小さいので糖の行き場がなくなります。その結果、インスリンは十分出ていても効きが悪い状態になり、糖尿病を悪化させやすくなってしまうのです。

血糖は脂肪細胞にも運ばれそこで貯蔵されます。筋肉での引き受ける分が少ないと、脂肪細胞のほうに糖がたくさん運び込まれることになり、肥満が進んでしまうのです。

隠れ肥満は30~40代の若い世代に目立ちます。お腹が出ているわけでもなく肥満とは無縁に見えるのに血液検査をすると明らかな高血糖だったりするのです。

## 妊娠糖尿病になると、2型へ移行するリスクも

血糖と妊娠出産の間には、実は深い関係があります。

血糖値を調節するインスリンは卵子の発育や排卵にとっても重要なホルモンで、血糖値

が上がりインスリンの分泌や働きが乱れると、不妊症の要因の一つとなる排卵障害をきたしやすくなります。

妊娠すると胎盤から妊娠を継続させるホルモンが分泌されますが、これはインスリンの作用を弱めるよう働くことが分かっており、誰でも血糖値が上がりやすくなる可能性があります。妊娠が判明したら産科で血糖のチェックが行われますが、これが基準値を超えると妊娠糖尿病と診断され、早産や巨大児、低体重児出産のリスクが高まります。

妊娠糖尿病になると出産までの間、血糖値を下げる治療が必要となります。近年は35歳以上でのいわゆる高齢出産が増えてきて、糖尿病自体が加齢によるすい臓の機能低下および肥満の合併により発症しやすくなるので、妊娠糖尿病も高齢になるほど発症リスクが高くなるといえます。年を取るだけでもインスリンが分泌されにくくなるところへ、妊娠することでホルモン分泌の乱れが起こりやすくなり、妊娠糖尿病にかかってしまう可能性が高くなるということです。

糖尿病は親から受け継いだ体質も影響するので、親が糖尿病である場合はさらに要注意です。親がそうでない場合も自分はかからない、ではなく誰もがなり得ます。

妊娠糖尿病では出産するとほとんどの場合血糖値が下がります。なかには高血糖状態がそのまま続き2型糖尿病へ移行してしまうケースもあります。特に妊娠時の血糖値測定で、Ｈｂ１Ａｃは低めでも食後の血糖値が高い場合は、出産後に2型糖尿病へ移行しやすいハイリスク型とされ、より厳重な血糖コントロールが必要となります。

出産後に食べ過ぎたり運動不足になったりして元の体重に戻らず肥満になってしまうことでも、2型糖尿病へ移行しやすくなります。妊娠出産を考えている人は糖質の摂り過ぎや肥満にならないよう食生活を見直すことが大切です。

## 体の中に〝おこげ〟ができる⁉ 最終糖化産物AGEs

糖化はもともと食品の分野でよく知られている反応です。例えばホットケーキを焼くとき、こんがりとほど良い焼き色がつくととてもおいしそうで食欲をそそります。これも糖化の一例で、ホットケーキに含まれる糖と、卵や牛乳などのタンパク質が加熱によって結びつき、化学反応を起こした結果です。

この現象は1900年代の初めにフランスの科学者メイラードが発見し、別名メイラード反応とも呼ばれています。食品の分野ではこの特性を活かし、風味や味を良くする技術などに応用されています。

しかし、これが人間の体で起こると厄介です。

体内で糖化反応が起こると、AGEs（エイ・ジー・イーズ/advanced glycation endproducts）と呼ばれる化合物がつくられます。これが組織や臓器に蓄積されると目に見えない炎症を起こすもとになってしまうのです。いわば体のあちらこちらでぼやが発生するようなもので、組織や臓器を痛めつけてしまいます。

AGEsの蓄積は病気がなくても、自然な老化現象として起こってきますが、特に糖尿病があると血液中の糖が多いために、炎症が進んでしまうと考えられています。

# 第2章

# 早い段階で治療に取り組むことが改善のカギ！忙しくても続けやすい、糖尿病の投薬治療

## 薬は生活習慣の改善を〝サポート〟する役割

合併症を起こさないことが糖尿病を治療するうえでの大きな目的となります。そのために取るべき方法はたった一つ、高くなってしまった血糖値を下げ、一定の範囲内におさまるようコントロールすることに尽きます。

糖尿病は生活習慣病と呼ばれるとおり、日々の生活を見直していかないと改善に導けません。糖尿病の診療の場では、すべての人に、食事療法と運動療法の実践が求められます。そして、これらに真剣に取り組んでも血糖コントロールが思わしくない場合に、薬物療法が検討されます。

食事療法や運動療法をせずに、薬物療法だけに頼っては、一時的に血糖値を下げる効果は得られても、合併症の発症を防ぐ本来の治療目的は達成困難です。薬物療法だけでは体が本来もっている、糖をエネルギーに変える能力そのものを高めることはできないため、長期的にみると肥満や動脈硬化の進行を抑えられないからです。

治療目標は、一般的には過去1～2カ月の血糖状態を表す指標となるHbA1cの値が7％未満とされています。目標値を維持できれば合併症が起こりにくいとされ、さらに糖尿病でない健康な人と同レベルの血糖状態を目指す場合の目標は6％未満となります。

若い年代の糖尿病は、先の人生が長く高血糖状態が続き合併症を起こすリスクも高くなります。私のクリニックでは、たびたび低血糖を起こしてしまうなどの特別な事情がない限り、若い患者さんではできるだけ6％未満を目標にしています。

血糖をコントロールするにはインスリンの分泌量が減らないようにすい臓の機能低下を防ぎ、維持することが大切です。また、インスリンの効きも良くして、細胞への糖の取り込みがうまくいくようにする必要もあります。

そのためにも毎日の食事や運動を適切な内容で続けていくことが大切です。薬物療法はそれらだけではうまくいかない場合のサポート役となります。

# 治療目標

## 働き盛り年代なら6・0％未満を目指そう！
## 多くの種類から生活パターンに合ったものを選べる

かつて糖尿病は不治の病といわれた時代もありました。しかし、１９２０年代にインスリンが発見されメカニズムが明らかになって、インスリン製剤の開発によって多くの命が救えるようになりました。

インスリン製剤は効き目の持続時間が異なる製剤が登場するなど進化し続ける一方、すい臓からのインスリン分泌を促す薬や分泌されたインスリンの作用を高める薬も開発され、治療の選択肢が増えたのです。

これらの糖尿病治療薬には効き過ぎると命にも関わる低血糖を起こすリスクが高く、量やタイミングの調整が難しい薬もありましたが、２０００年以降、血糖コントロールに関わる酵素やホルモンなどの研究が進み、低血糖をきたしにくい糖尿病治療薬の開発が進みました。

現在、日本での糖尿病の薬物療法に使われる薬はメカニズム別に大きく8系統（インスリン製剤を除く）があります。かつてはたった3系統だったので、選択肢が非常に増えたといえます。

重症度などによって、単剤といって一種類の薬のみ処方される場合もあれば、多剤といって複数の種類の薬が処方される場合もあります。多剤の場合、どの系統からいくつ選ぶかによって、組み合わせのパターンは多岐にわたります。

このように現在は血糖をコントロールするためのいろいろな方法が可能になって、患者さんの病状や生活パターンに合わせた選択がしやすく、高い効果を狙える個別の治療戦略が立てやすいといえます。

**血糖値正常化を目指す際の目標**
**HbA1c 6.0% 未満**

**合併症予防のための目標**
**HbA1c 7.0% 未満**

出典：日本糖尿病学会

## 飲み薬

| インスリンの分泌を増やす薬 | |
|---|---|
| スルホニル尿素薬 | 比較的長い時間、インスリン分泌を強力に増やす |
| グリニド薬 | 食直後のインスリン分泌を促す |
| DPP-4阻害薬 | 血糖に応じたインスリン分泌を促す |
| GLP-1受容体作動薬 | 血糖に応じてインスリン分泌を促し、食欲を抑える効果もある |
| **インスリンを効率良く作用させる薬** | |
| 効きを良くする | |
| ビグアナイド薬 | 主に肝臓由来の血糖上昇を抑え、インスリンを節約する |
| チアゾリジン薬 | 肝臓や筋肉でのインスリンの効きを高めることで、インスリンを節約する |
| 糖の吸収や排出を調整する | |
| α－グルコシダーゼ阻害薬 | 腸管での糖の吸収を抑え、インスリンを節約する |
| SGLT2阻害薬 | 過剰な血糖を尿中に放出することで、インスリンを節約する |

著者作成

## 薬の分類と、それぞれの特徴

・剤形は、飲み薬と注射剤の大きく2つに分かれる
・飲み薬には「インスリンの分泌を促す」薬と、「インスリンを効率良く作用させる」薬の大きく2種類がある
・注射剤にはインスリンを直接補うインスリン製剤と、効率良く作用させる薬がある
・合剤もある

●注射剤
インスリン製剤
GLP‐1受容体作動薬
※GLP‐1受容体作動薬には飲み薬と注射剤がある
※インスリン製剤とGLP‐1受容体作動薬との合剤もある

# ここ30年ほどで開発が進んだ糖尿病治療薬

## 各薬の解説

### スルホニル尿素薬

スルホニル尿素薬は略してSU薬と呼ばれます。血糖値を下げてくれるインスリンの作用が低下し、高血糖になってしまう原因は、すい臓から分泌されるインスリンの量が減ることと、インスリンが効きにくくなってしまうこと（インスリンが作用する細胞の感受性が弱くなってしまうこと）です。SU薬はすい臓を刺激してインスリンの分泌量を増やし、血糖値を下げるよう作用します。

一日の血糖値を全体的に下げる効果があるものの、高血糖のときだけ作用するわけではないので、食前などの血糖値が高くないときに薬が強く作用すると低血糖を起こすことがあります。しばしば低血糖が発生していると、それを避けようとして必要以上に間

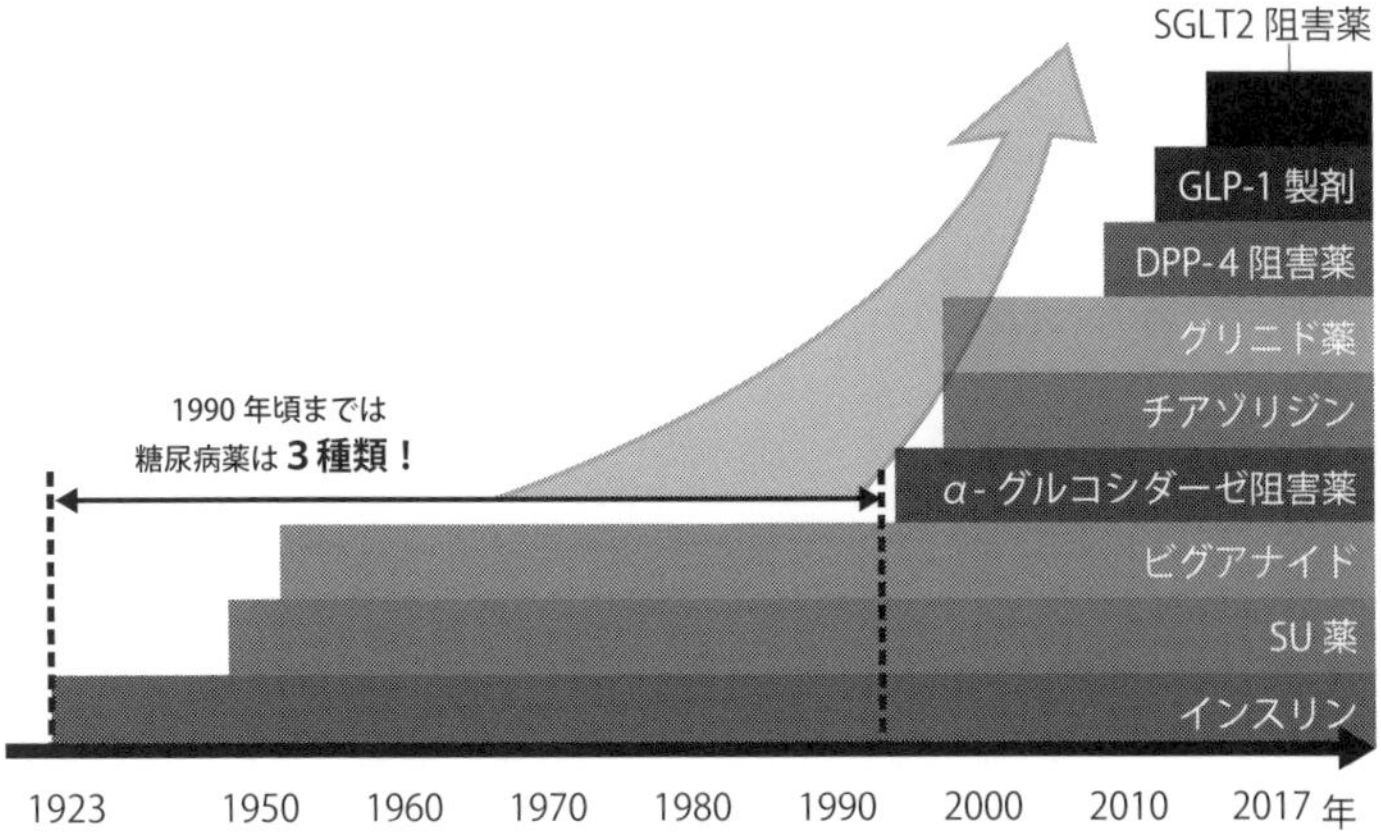

2018 年佐賀大学医学部資料より作成

食が増えてしまうことがあり、肥満傾向になりやすいことも問題となっています。

**グリニド薬**

すい臓のβ細胞を刺激し、インスリンの分泌を増やして血糖を下げる飲み薬です。スルホニル尿素（SU）薬よりも作用が速く、服用後に早く効果が現れます。また短時間で効果がなくなるので、食事の直前に服用すると食後に一時的に血糖が高くなる食後高血糖を改善するのに適してます。

**DPP-4阻害薬**

血糖値を下げるホルモンを壊してしまう物質

をブロックし、作用させないようにすることで、そのホルモンの働きで血糖値が下がるようにする薬です。副作用が現れにくい薬であり、日本では現在最も処方されている糖尿病治療薬です。

### GLP‐1受容体作動薬

インクレチンという、食事を摂ると腸管から分泌される消化管ホルモンの一つであるGLP‐1の類似物質を人工的に製造し、体内で長時間、血糖値を下げる作用を発揮する薬です。

### ビグアナイド薬

血糖値が高くなる理由の一つに、栄養の貯蔵庫といえる肝臓の働きが異常をきたし、過剰な糖が血液中へ放出されてしまうことが挙げられます。ビグアナイド薬は肝臓に働きかけ、過剰な糖の放出を抑えるよう作用します。ほかにも、筋肉や脂肪への糖の取り込みがスムーズに行われるようにしたり、小腸からの糖の吸収を抑制したりする作用もあります。この薬は一日の血糖値を全体的に下げる目的で処方されます。ただしSU薬とは違い、インスリンの分泌量を増やす作用はありませんので、この薬単体であれば低血糖を起こす心配はまずありませんが、造影剤を使用したCT検査などを受ける前には一時的に休薬が必要になることがあります。

**チアゾリジン薬**

血糖値が高くなってしまう2つの原因のうち、インスリンが効きにくくなってしまうこと（インスリンが作用する細胞の感受性が弱くなってしまうこと）に対して働きかけ改善する薬です。ビグアナイド薬と同様、インスリンの分泌量を増やす作用はないので、一日の血糖値を全体的に下げる目的で処方されますが、単剤のみでは低血糖を起こす心配はまずありません。体に水分をため込みやすくなるという働きがあるため、心臓の病気をもっている人は注意する必要があります。

### α‐グルコシダーゼ阻害薬

血糖値は食後に急上昇し、その後は時間の経過にしたがい下がってくるのが普通です。この薬は食前に服用することで、食後高血糖を改善するのに適しています。食事で摂った糖は小腸でα‐グルコシダーゼという酵素の働きで分解され、吸収されます。酵素の働きを阻害し、小腸からの糖の吸収を抑えることで血糖値を改善するのがこの薬の特徴です。単剤のみでは低血糖を起こすリスクは少ないものの、万一、低血糖を起こした場合には砂糖が含まれている飲料水を飲んでも吸収が遅く回復が遅れるため、ブドウ糖という種類の糖を服用する必要があります。

### SGLT2阻害薬

血液中の過剰な糖を腎臓から尿とともに外へ排出するよう働きます。インスリンを介することなく血糖降下を実現できる薬です。

**インスリン製剤**

人体から分泌されるホルモンのうち、唯一血糖値を下げる作用をもつホルモンであるインスリンを製剤化したもので、外から注射で補充します。

## 低血糖を起こす心配の少ない薬が増えてきた

薬による治療では副作用に十分な注意が必要です。

糖尿病治療薬で特に気をつけたい副作用は低血糖です。血糖値を下げる作用が効き過ぎて血糖値が低くなり過ぎるために空腹感、脱力感、冷や汗、震え、動悸など、体にさまざまな不調が起こります。ひどくなると頭痛、吐き気、意識障害、痙攣なども起こり、命に関わることもあります。

また、近年では血糖値が一日のうちで大きく乱高下する状態が続くと、合併症の発症や進行に強く影響する可能性が指摘されています。食後に急激に血糖値が上がる食後高血糖をはじめ、血糖値の急上昇が良くないことはよく知られていますが、一方で、血糖値が急に下がり過ぎてしまうことも、合併症を予防するには避けなければなりません。特に就寝時に血糖値が下がってしまう夜間低血糖には要注意です。

いつも飲んでいる薬でこれまで低血糖を起こしたことがなくても、たまたま食事を抜いたり、食べる量が少なかったり、あるいは運動をたくさんしたりしたときに起こしてしまうことがあるので油断はできません。

しかし昨今は、低血糖を起こす心配の少ない作用メカニズムをもつ薬が増えてきています。薬のなかではSU薬やグリニド薬などのインスリンの分泌量を増やす作用のある薬は、食事の量やタイミングとの兼ね合いで適切に使えていないと低血糖を起こす可能性がありますが、比較的新しい薬であるDPP‐4阻害薬や、ビグアナイド薬、SGLT2阻害薬などは小腸や肝臓、腎臓などの他の臓器に働きかけて間接的に血糖値を抑えるよう働くので、単剤なら低血糖の心配はまずありません。

SU薬や、インスリン療法と併用する場合は注意が必要ですが、一昔前と比べ、いつも低血糖のリスクを気にかけながら食事の量やタイミングを調整しなければならないような煩わしさはぐんと減っており、その意味では治療の選択肢が増えたことで薬物治療を受けるのが楽になったといえます。

## 少ない回数でも効果が出るようになった

糖尿病の薬は血糖値以外の身体状態も考慮して処方されます。薬の相乗効果を狙って2種類以上の薬が処方されることもよくあります。重症度が高くなれば高くなるほど薬の種類も増える傾向にあります。

胃薬や緩下剤など糖尿病治療薬による副作用を軽減するための薬が別途処方されることも少なくありません。

糖尿病患者は一日に服用する薬の数が多くなりがちなため、決められた回数や量などのルールを守り続けることがしにくいことが以前から課題となっていました。うっかり飲み忘れてしまったり、たくさん薬袋があって管理しきれず数が合わなくなったり、服用が面倒になってしまいおざなりになってしまうことは、薬の種類や量が多いほど起こりがちです。

そもそも糖尿病は重症になるまで自覚症状に乏しいのと、今服用しなければすぐ命に関わるような切羽詰まった状況ではないので、生活のなかで薬をのむことが二の次、三の次になりやすいといえます。

こうした背景を受け製薬業界ではできるだけ少ない服用回数でも効果が出る薬の開発が盛んとなり、かつては1日3回服用が必要だった薬でも1日2回、1日1回といったように服用回数が少なくて済む薬が登場してきています。

薬の数自体が減れば服用忘れもしにくくなりますし、のむこと自体の手間も減ります。効果や副作用に差がないのなら薬をのむ回数は少ないに越したことはありません。

これは大きくとらえれば、残薬の総数を減らせることで、国全体の医療費を減らせるメリットにつながると考えられます。せっかく処方しても使われずに余るのでは、医療費のむだになってしまいますが、数を減らすことでのみ忘れをしにくくなり、結果として残薬が減れば医療費の削減にもつながります。できるだけ残薬を減らす意味でも、少ない服用回数で済む薬の開発はこれからも望まれていますし、増えていくと思います。

## 週1でOK「ウィークリー製剤」で多忙でものみ忘れない！

朝の出勤前にばたばたしていたり夜疲れて帰ってきたりして、うっかり薬をのむのを忘れてしまった経験は誰にでもあるのではないかと思います。そんな失敗も、服薬回数が少なくなればのみ忘れるリスクを回避しやすくなります。

近年は製剤技術が発達しさまざまな疾患の治療薬で週1回のみの服薬でよいウィークリー製剤が登場してきています。糖尿病では2017（平成29）年にDPP-4阻害薬という薬でウィークリー製剤が新たに承認されました。既存のデイリー製剤には、1日

1回や1日2回服用の薬がありますが、これに週1回で翌週まで効果が持続するウィークリー製剤が加わったのです。

DPP-4阻害薬は、簡単にいうと血糖値を下げるホルモンを壊す物質をブロックすることで、そのホルモンの働きで血糖値が下がるようにする薬です。

血糖値を下げるホルモンにはすい臓から分泌されるインスリンのほか、食後に十二指腸や小腸から分泌されるインクレチンというホルモンがあります。インクレチンはすい臓まで届くと、血糖値を下げるよう作用するインスリンの分泌を増やし、かつ、血糖値を上げるよう作用するグルカゴンというホルモンの分泌を減らします。

ところがインクレチンは小腸から分泌されると短時間のうちに、DPP-4という酵素によって分解されてしまいます。そこで、DPP-4を働かせないようにして、インクレチンが分解されず血糖を下げる効果を長続きさせるように開発されたのがDPP-4阻害薬です。

この薬は血糖値が高いときだけ作用するのが大きな特徴で、食後に特に血糖値が高くなる食後高血糖の改善に効果を発揮します。同時に、空腹時の血糖値も高い場合は血糖

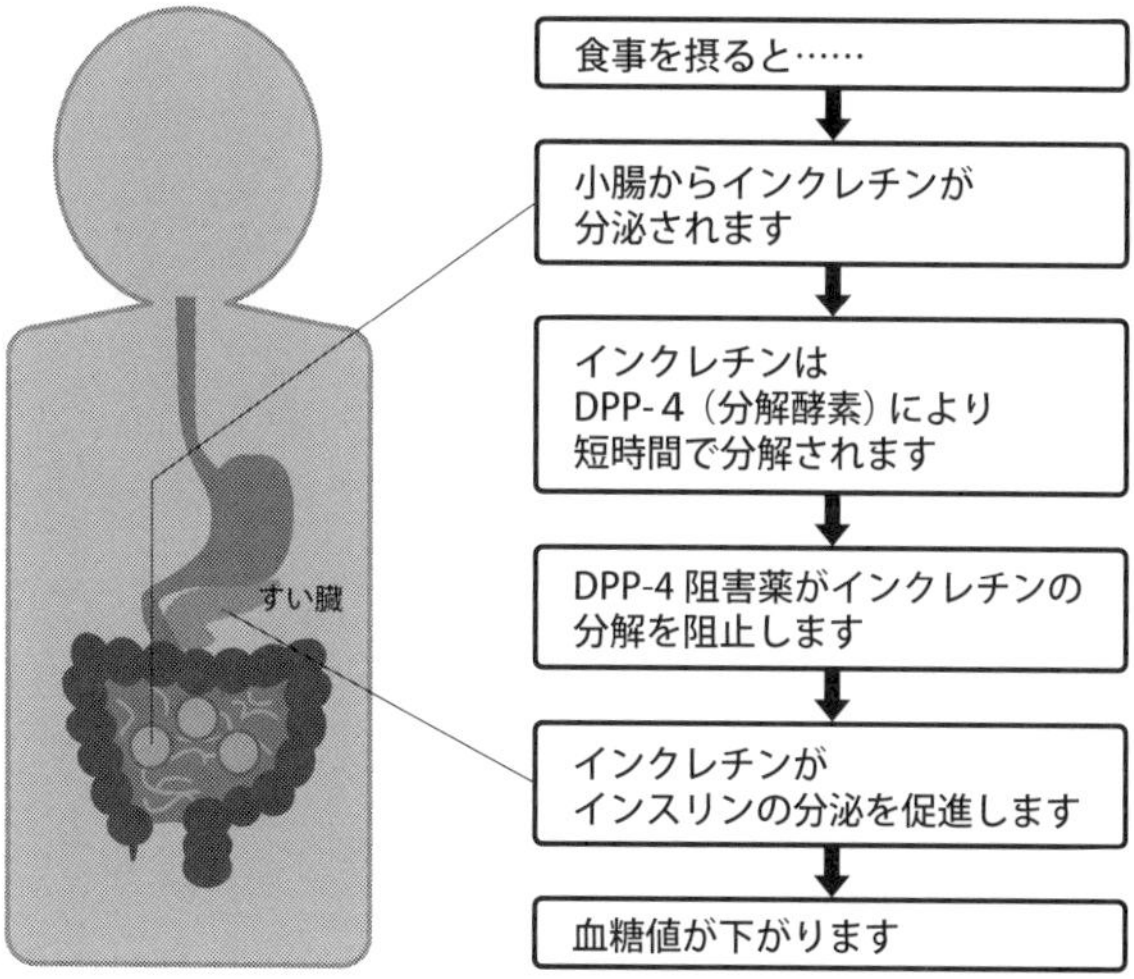
食事を摂ると……
小腸からインクレチンが
分泌されます
インクレチンは
DPP-4（分解酵素）により
短時間で分解されます
DPP-4阻害薬がインクレチンの
分解を阻止します
インクレチンが
インスリンの分泌を促進します
血糖値が下がります
すい臓

値も抑えるようにも働きます。主な副作用にはのみ始めてしばらくの間に吐き気や下痢が起こる場合があります。

ＤＰＰ－４阻害薬は低血糖をきたしにくく安全性が高いことや、食前・食後に関係なく服用できることから、週１回にしても体への悪影響が少ないのでウィークリー製剤が開発されました。複数の薬をのんでいて、少しでも薬を減らしたい人にとっても朗報です。薬代もウィークリー製剤はデイリーより少し安くなります。

ただし、留意点は週１回服用といっても先週は火曜日、今週は土曜日などと、週によって次の服用までの期間にばらつきがあっては適切な効果が得られません。あらかじめ曜日を決め、そのとおりに服用することが求められます。

DPP‐4阻害薬は単独では食後血糖値を下げる効果は強くなく、ほとんどの場合ほかの血糖降下作用のある薬との併用になります。DPP‐4阻害薬はウィークリーでも、ほかの薬は1日1回だったり、2~3回だったりで、服用のタイミングが薬により違ってくることもあります。それが複雑でかえってのみ忘れをしやすくなる人もいると思います。のむ間隔が薬によってばらばらでも各自でしっかりスケジュールを管理することが大切です。

## 糖をポイ! なかったことにできる薬も

長い間、糖尿病の治療薬はインスリンの量を増やしたり効きを良くしたりして、血液中にだぶついてしまった糖をいかに処理し減らすか、といったことばかりを主眼に開発されてきました。

ところが2010年代にまったく別のメカニズムで強力な血糖降下作用と体重減少効果を発揮する薬が登場し、あっという間に世界中で広く使われるようになりました。

それがSGLT2阻害薬です。

SGLT2阻害薬はインスリンを介さず、血液中の過剰な糖を腎臓から尿とともに外へ排出するよう働きます。したがって、すい臓から分泌されるインスリンの量が少なくても、効きが悪くても関係なしに、血糖値を下げることができます。

余分な血糖をゴミにたとえると、ゴミがいっぱいになってしまったときに圧縮したりバイオの力で分解したりしてかさを減らす方法もありますが、ある程度時間も手間もかかります。しかしそんな段階を踏まずに、全部を集積所へ捨ててしまえば目の前からなくなります。SGLT2は不要な分をどんどん除去し、なかったことにできる作用のある薬なのです。

薬が作用する臓器は腎臓です。腎臓には流れ込んできた血液に溶け込んでいるさまざまな物質を仕分けする働きがあります。体にとって不要なものは尿として排出し、必要なものは再び血液中に戻すのです。

糖は本来、人体にとってのエネルギー源であり必要なものですから健康な人であれば腎臓で必要なものに仕分けされ、再び血液中に戻ります。ただし進行した糖尿病になると糖が多過ぎて仕分けが間に合わないので、一部が尿糖として外へ排出されます。

こうした糖の仕分け役を腎臓で担っているのがＳＧＬＴ２というタンパク質の一種です。ＳＧＬＴはSodium glucose cotransporterの略で、ナトリウムやグルコース（糖）を細胞内に運ぶといった意味をもちます。

つまり、糖を体に必要なものとして、血液中に戻すのもＳＧＬＴ２の役目の一つです。そこで、これを働かなくさせることによって糖が血液中に戻らず、尿として排出されるようにしたのがＳＧＬＴ２阻害薬というわけです。糖が再吸収されず、尿糖として体外へ排出されるため血糖値が下がるのです。また、糖が体内で使われずに外へ出ていくため、体重も減少しやすくなります。インスリンを介さないため、単剤での使用では薬が効き過ぎて低血糖になってしまう心配もまずありません。

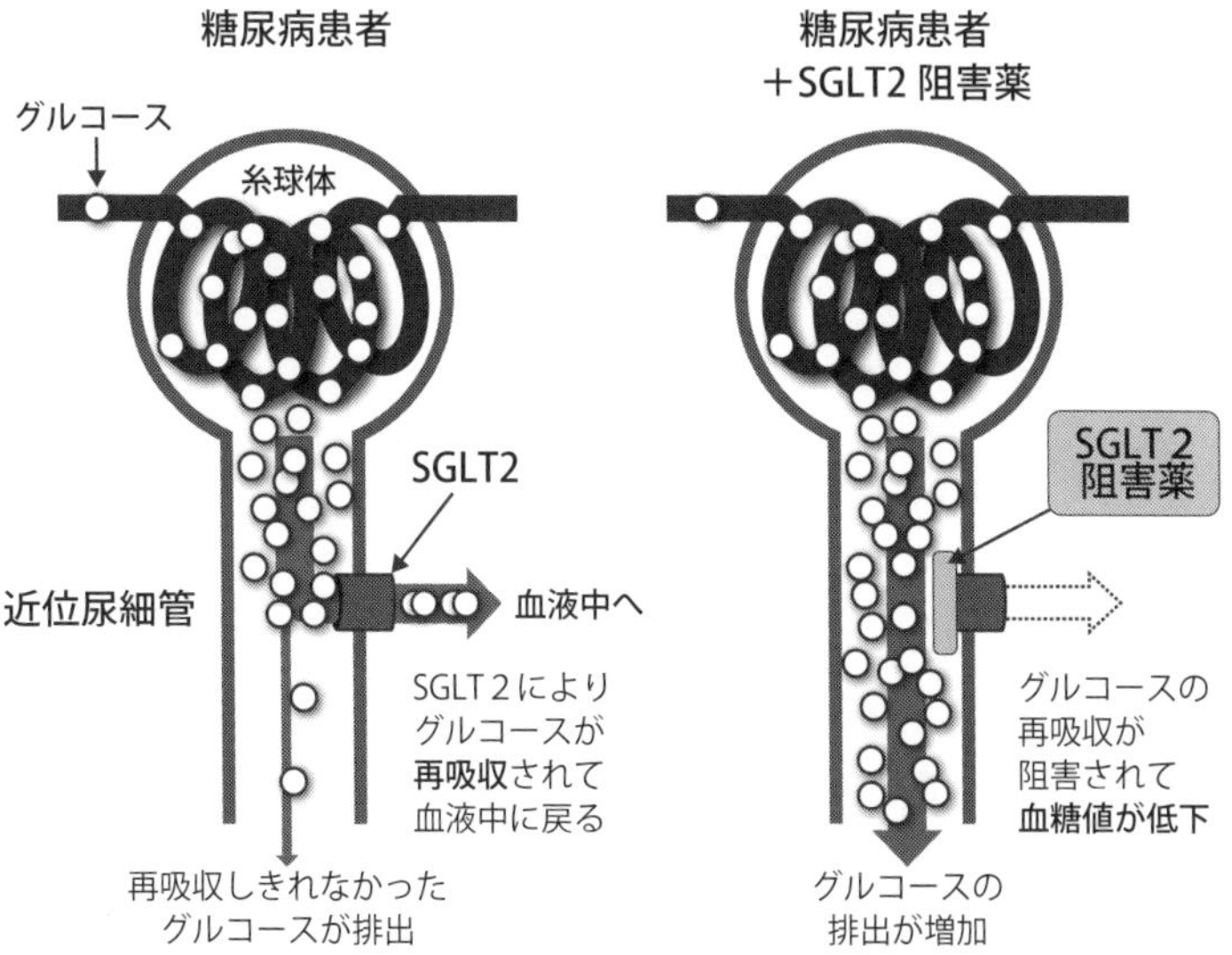


出典：国立研究開発法人日本医療研究開発機構の革新的先端研究開発支援事業（AMED-CREST）「生体恒常性維持・変容・破綻機構のネットワーク的理解に基づく最適医療実現のための技術創出」研究開発領域における研究開発課題「細胞間相互作用と臓器代謝ネットワークの破綻による組織線維化の制御機構の解明と医学応用」

副作用として、尿糖が多く出ることで尿道や膀胱といった泌尿器が糖にさらされると菌にとって感染や繁殖がしやすい環境になるため、膀胱炎などの感染症のリスクが上がるといわれています。また、筋肉量が減ってしまう傾向もあり、特に高齢者では注意して使用する必要があります。しかし、血糖の良好なコントロールが期待でき、脳卒中や心筋梗塞といった合併症の発症リスクを抑えるメリットが大きいことがさまざまな研究で分かっています。

## 減量効果大のペンタイプ注射剤

メタボを背景とする糖尿病の場合、減量することが血糖コントロールにとって最も有効な策となりますが、なかなか一朝一夕にはいかず、我慢やつらさが伴うことをダイエット経験がある人なら実感しているのではと思います。

しかし、近年、スムーズに減量しやすくなる薬が糖尿病治療薬として承認され、血糖コントロール効果も従来より短い期間で得られやすくなったと話題を呼んでいます。

それが、GLP‐1受容体作動薬と呼ばれる薬です。

GLP‐1は腸管に入ってきた糖が刺激となり分泌され、それがすい臓へ信号を送ることにより、すい臓からのインスリン分泌を促す働きがあります。

GLP‐1もインクレチンの一種ですから、生体から分泌されているものはすぐに効力を失ってしまいます。しかし、製剤化されたGLP‐1はDPP‐4の影響を受けにくくなるよう分子構造を変え、人工的に合成されています。そのため、体内で長時間、血糖値を下げる作用を発揮できるというわけです。GLP‐1には胃の運動を抑制したり、脳に作用し食欲を抑制する働きもあります。そのため自然に食事量が少なくなり、体重が落ちていきます。臨床試験で高い減量作用が認められたことから、GLP‐1受容体作動薬は米国では肥満症の薬としても承認されています。

GLP‐1受容体作動薬の唯一のハードルといえば、注射剤であるため、投与の際は自分で注射しなければならないことです。（2021年、経口薬としてのGLP‐1受容体作動薬も発売されました。）

GLP‐1受容体作動薬の注射はペンタイプといって、ノック式のボールペンと同じような構造をもち、太目のペンのような形状です。打つ場所に先端を当ててから、かちっと頭の部分を押すと細い針が出て皮下に注射できる仕組みです。外から針が見えずに注射できるので抵抗感が少なくて済みます。針の長さ自体もたった4㎜と短く、太さも0・2㎜程度です。ほとんどの人があまり痛みを感じないといいます。（製薬会社によりインスリンと同様のペン型注射器を採用している製剤もあります。）

ＧＬＰ‐１受容体作動薬は１日１回のデイリー製剤のほか、ウィークリー製剤もあり、患者さんの生活背景に合わせて選択できます。

## インスリン製剤は血糖調整のラスボス

インスリンは人体に分泌されるたくさんのホルモンのなかで唯一、血糖値を下げる作用をもっています。糖尿病で血糖値が高くなる原因は糖の摂り過ぎだったり、内臓脂肪の蓄積が代謝の妨げになったりなどいくつかありますが、体内に十分なインスリンがあれば、高くなる原因がなんでも、血糖値を下げることができます。

そこで、糖尿病の薬物療法ではインスリンを外から定期的に補充するインスリン療法が大きな柱になっています。

最近のインスリン療法では人工的に合成したインスリン製剤を注射で補います。合成とはいえ、構造や働きはすい臓から分泌される自然のものと基本的に同じです。製剤は時代とともに品質改良が進められていて、療法そのものは100年もの歴史があり、適切な使い方をすれば効果や安全性も確立されています。食事療法や運動療法、インスリン以外の薬物療法を行っても血糖コントロールがうまくいかないときの切り札といえます。また、軽症の糖尿病のうちから早期にインスリンを導入しておくことで、すい臓でインスリンを分泌する細胞の寿命を温存しておくという使い方もできます。

すい臓からのインスリン分泌が絶対的に不足している1型糖尿病では、発症直後から欠かすことができない治療法です。

すい臓からのインスリンの分泌量は一日を通していつも同じというわけではありません。健康なすい臓からはもともと次の2パターンのインスリン分泌が行われています。

## 基礎インスリン分泌

24時間ほぼ一定量、じわじわと分泌されているのが基礎インスリンです。人間の体は寝ているときなど、いっさいものを食べず安静にしていても、脳や体の臓器は動いていますし、体温も維持しなければなりません。そうした身体活動のためのエネルギーとして糖が消費されています。この糖は、肝臓に貯蔵されている分から放出されていて、基礎インスリンはこれによって上がった血糖値を下げるよう調節しています。

## 追加インスリン分泌

食事をしたり、甘いものを食べたりして血糖が上がったときには直後より即座にインスリンが分泌され、速やかに下げるよう働きます。これが追加インスリンです。

インスリン療法で使うインスリンには製剤を変えることにより、この異なる分泌パターンに合わせた効き方ができるよう複数のタイプがあり、それらを使い分けたり組み合わせたりして治療を行います。

**超即効型、即効型：**追加インスリンを補う製剤で、注射するとすぐに血糖降下作用が現れるが、短時間でその作用はなくなる。

**中間型、混合型**：基礎インスリンと追加インスリンの両方を1回の注射で補える配合製剤。中間型は注射すると緩やかに血糖降下作用が現れ、徐々に作用がなくなっていく。混合型は中間型よりも短時間で強い血糖降下作用が現れる。

**持効型**：基礎インスリンを補う製剤で、注射すると次の注射時までほぼ一定の血糖降下作用が長時間続く。

標準的なのは基礎インスリンと追加インスリンの両方を補う強化インスリン療法と呼ばれる治療法です。

基礎インスリンを補うために1日1回持効型

**インスリン注射薬の種類と特徴**

| 種類 | 作用発現時間<br>作用持続時間 |
|---|---|
| 超即効型 | 約10～20分<br>約3～5分 |
| 即効型 | 約30分<br>約8分 |
| 中間型 | 約1.5時間<br>約24時間 |
| 混合型 | 約30分<br>約24時間 |
| 持効型 | 約1時間<br>約24時間 |

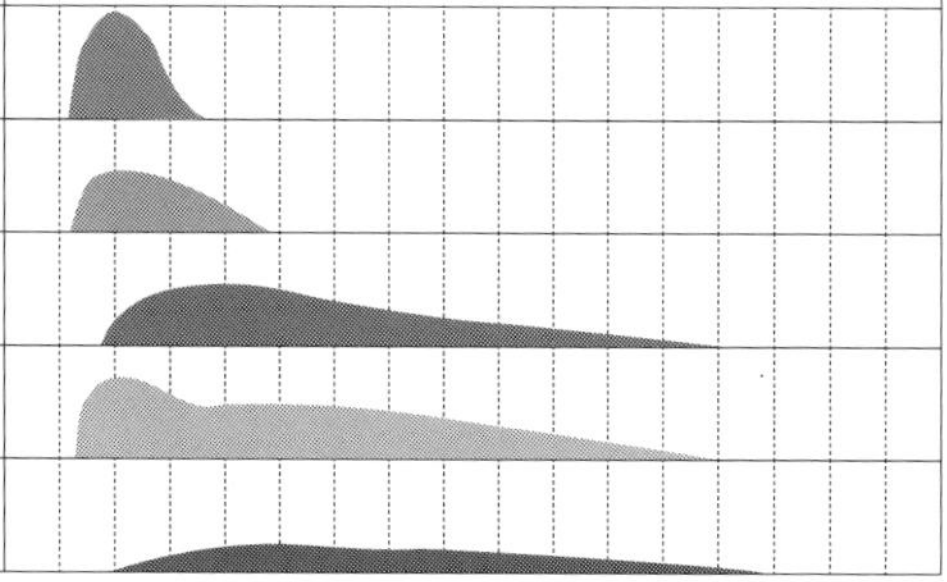

著者作成

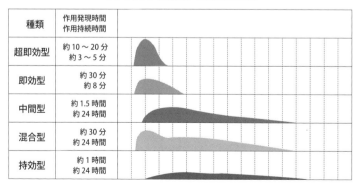

インスリン製剤を注射し、さらに、食事による血糖値の過剰な上昇を抑えるために、食事の前に速効型（または超速効型）インスリン製剤を注射し、追加インスリンを補います。血糖値の変化の仕方によっては中間型＋速効型や、混合型が使われることもあります。

一度インスリン療法を始めたら一生やめることができないということはありません。血糖コントロールがうまくできるようになり、すい臓のインスリン分泌能力や、感受性といって効きが良くなれば、結果として血糖管理が良好となり、インスリン以外の薬物療法に戻すことも可能です。

## 早期からの治療開始ですい臓を長持ちさせる！

インスリン療法は世間一般には重症になってからの治療というイメージがあるようです。確かに血糖コントロールが良くない場合に開始されることが多く、速効性もある治療法である半面、自分で注射する必要があることや、効き過ぎて低血糖を起こすリスクもあるため、のみ薬よりも使いこなすのが難しい面もあります。しかし、昨今インスリン療法は早いうちから使うほうがいいという考え方が糖尿病専門の医師の間では主流になっています。

というのも、高血糖状態が続くとすい臓が糖化の影響を受け劣化が進み、インスリンを産生してくれる細胞がダメージを受けてますます機能が低下するためにさらなる高血糖を招いてしまう、という悪循環をたどりやすいのです。

ここで中途半端な治療をしてしまうとすい臓は糖化でさらに弱ってしまう可能性が高くなります。

インスリン療法を早く始めれば、すい臓を休ませることができ、その間に血糖コントロールが良くなれば、機能を回復させることも可能になります。

そこでインスリン療法を早い段階で開始し、インスリンを補って、すい臓がインスリンをつくる能力をすり減らさないようにするほうが長期的にみてメリットが大きいというのが専門医の考えです。早めにフォローするほうがあとになって楽ということです。治療は若い年代ほど効果的と考えられます。いかにすい臓を長持ちさせるかが合併症の予防にも、生活の質にも強く関わってきます。

早期のうちなら、まだ高血糖状態がさほど進んでいないので少ない注射回数から始めることもできます。日常生活への負担はできるだけ軽くし、血糖値を楽にコントロールできるようになることも、早期の段階からであれば可能なのです。

## 注射針は太さわずか0・2㎜。痛みはほぼなし

インスリン療法は患者さんが自分で注射をする、自己注射です。自分で打つなんて、と逃げ腰になる人もいますが、1型では子どもでも毎日自分で打っていますし、決して習得に時間がかかるような難しい手技は必要とされません。

注射については、予防接種や採血時のような長い針がついたようなシリンジをぐっと押していく昔ながらの注射器ではなく、インスリン注射に使用する針は、採血用などの針と比べて非常に細いのが特徴です。

技術の進歩によって、針の長さや太さはここ10年ほどでもより細く、より短くなってきました。

針の太さは、ゲージ（G）という単位で表され、数字が大きくなるほど細くなります。

献血などで使われる針の太さが27G前後であるのに対し、インスリン注射で使われるものは、30Gから34Gで、ミリであらわすと0・2㎜程度です。

注射痕は目立ちません。また、インスリン注射は主にお腹や太もも、または上腕部に注射するので、ほかの人から見えてしまうような場所ではありませんし、注射後にガーゼやばんそうこうで押さえる必要もなく、それらが目に付くこともありません。

ただし、いつも同じ場所に注射していると皮膚が硬くなったりかゆみや赤みが出てしまったりすることはあるので、注射部位を毎回少しずつずらしていくことを医療機関では指導しています。

針の長さは3㎜～8㎜程度の範囲で何種類かあります。短ければいいというものではなく、体型にもよりますので、注射しやすい長さを選ぶことになります。シリンジも短く、ボタンを押すような感覚で打てます。

注射する部位は、痛みを感じにくいお腹や太ももで、針が体に刺さる瞬間の抵抗も感じにくくなるような工夫も注射器自体にされていますので、経験した人からは、想像よりはるかに楽だった、痛くなかったという感想がよく聞かれます。

どちらかといえば針の痛みではなく、針を刺すまでが怖い人が多いような印象ですが、何度か注射するうちに慣れてきます。最初は刺すまでに準備などで手間取るかも知れませんが、慣れればすぐに終わります。

## 注射の負担を減らす「BOT療法」とは

標準的なインスリン療法は食事のタイミングを考慮し1日3回、あるいはそれ以上の注射を必要とします。仕事をしながら職場や外出先で時間どおり注射するのはなかなか大変で、注射器等を常に持ち歩くのも面倒に思ったり、忘れてしまうこともあると思います。

近年、注射の回数を減らし、インスリンがカバーしきれない分を内服薬でサポートする、いわゆるハイブリッドなやり方が広まってきています。

BOT療法は、1日1回、持効型のインスリン製剤を注射する基礎インスリン療法に、血糖降下作用のあるのみ薬を併用する方法です。1日3回は大変でも、1回の注射ならぐっとハードルが低くなります。

併用されるのみ薬は糖尿病の治療薬として承認されているすべての薬が対象となり、使える薬が限られていたり、この薬は除外、といった条件はありません。薬によっては1日1回服用のタイプもあれば3回服用のタイプもありますが、少なくとも注射を1日3回打つより、のみ薬を3回のむほうがずっと簡単で続けやすいです。

もともと、初めてインスリン療法を行う人ができるだけ負担なく始めやすい方法として、提案されるようになりました。仕事をしている人にとってもやりやすい方法なので、私のクリニックでもこの方法で治療する人が増えてきています。

注射に抵抗がある人でも、1日1回だったらできそうだという人は多いものです。そして実際、1日に1回ペースでやってみると思ったほど苦痛にならないとほとんどの人が言います。

その後、病状により注射回数を増やさなければならなくなるケースもありますが、そうなっても難色を示す人はあまりいません。

逆に、ずっと1日3回以上の注射によりインスリン療法を続けてきた人で、血糖値のコントロールが良好になってきた場合も、この内服薬＋1日1回のインスリン注射のやり方にスイッチすることは可能です。スイッチできるかどうかは医師の判断によりますが、これまでよりも注射の負担を減らせるので喜ばれます。

## 2種類をまとめて1回で済む注射も

注射に慣れると、むしろ日に1回で済むなら、何度も多くののみ薬を服用するより楽だという人もいます。

私のクリニックでは適応があり希望する人には基礎インスリンとGLP‐1受容体作動薬の2種類の注射を処方する場合もあります。基礎インスリンはデイリーのみですが、GLP‐1受容体作動薬の注射はデイリーとウィークリーの両方の製剤がありますので、ウィークリーにすれば日に1回の基礎インスリン注射に加え、週1回のみGLP‐1受容体作動薬の注射をすれば良いことになります。

さらに、これらの合剤もあります。日に1回の注射で基礎インスリンとGLP‐1の両方の投与が済むのです。毎日同じ時刻に注射することが原則となりますが、こうすればGLP‐1受容体作動薬を別途注射する必要もなくなるのでとてもシンプルです。

ただし、合剤の場合、それぞれの配合量はあらかじめ決められており、微調整することはできません。血糖値が高く、基礎インスリンがたくさん必要になると、一緒に入っているGLP‐1の量も増えてしまい、適量を超える恐れもあります。GLP‐1受容体作動薬は1回あたりの投与量も厚生労働省で定められています。

その場合は無理に合剤を使わず、別々の注射にして、基礎インスリンだけ量を増やすほうがその人の適量を投与しやすいということになります。

この基礎インスリンとGLP‐1受容体作動薬の合剤は、インスリン療法を始めたばかりの人に起こりやすい低血糖を軽減する役にも立つといわれています。

人体が必要とするインスリンの量は常に一定しているわけではなく、食事の量や食事の間隔、運動量などによって変わります。決まった量を外から補充するインスリン注射では、こうした生活リズムの微妙な変化に対応できないので、インスリンが効き過ぎて血糖値が必要以上に下がってしまう、すなわち低血糖のリスクがあるというわけです。

インスリン治療歴が長くなれば、低血糖を起こしにくくする投与量やタイミングなどが分かってくるので調整しやすいのですが、治療開始の頃はそれがしにくく、低血糖リスクも大きいといえます。

しかし、GLP-1受容体作動薬が合剤としてともに配合されているGLP-1には血糖値が高いときにインスリン分泌を促す作用があるので、このようなインスリンの急激な増減を和らげられるのです。この作用により、低血糖になるリスクを抑えやすいとされています。

## 糖尿病薬物療法の強力なニューフェイス登場!?

糖尿病の新薬で今最も注目されているのがチルゼパチドという注射薬です。

これはGLP-1と同じインクレチンの仲間であるGIPの2種類を使った製剤です。GIPはGLP-1と同じく、インスリンの分泌促進や食欲抑制作用があります。両者の作用を一つの分子に統合し製剤化したものが、従来の薬よりも強力に血糖値をコント

消化管ホルモンであるインクレチンのインスリン分泌への影響

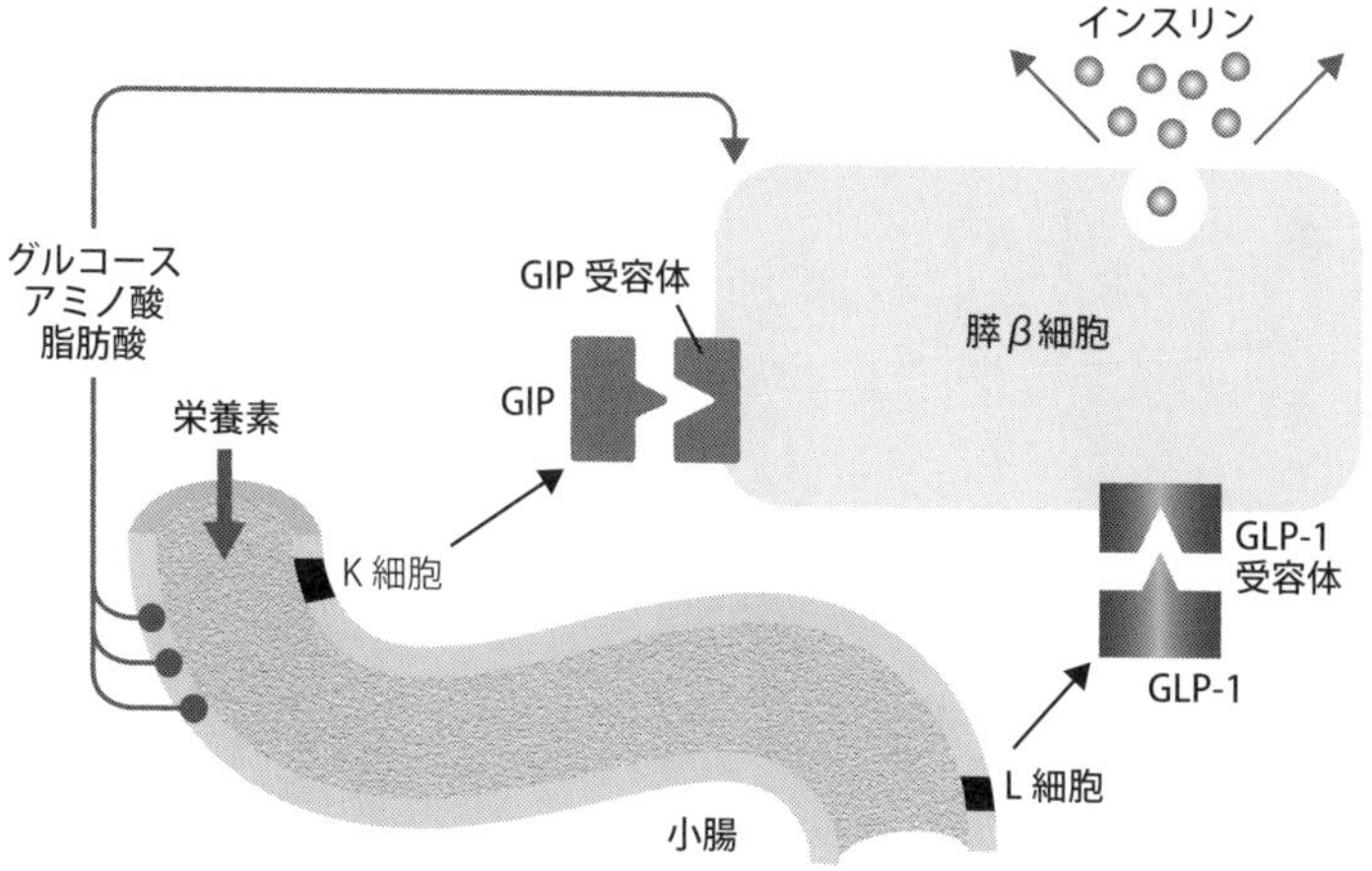


出典：糖尿病サイト「GLP-1とは？」

ロールする作用があることが分かりました。

海外の大規模臨床試験では、2型糖尿病患者の半数以上が、週1回の注射でHbA1cを5・7％未満まで下げることができたという結果の報告が出されています。この臨床試験では糖尿病と診断されてからの期間が比較的短い（罹病期間平均4・7年）患者が対象で、血糖値の低下とともに体重の減少にも高い効果を示したとされています。

チルゼパチドは今のところ日本の厚生労働省にあたる米国のFDAで承認されており、日本でも承認申請中です

（2022年7月現在）。糖尿病のほか肥満症や非アルコール性脂肪肝炎（NASH）の治療薬としても研究が続けられています。

この薬が日本でも承認され処方できるようになれば、より短期での血糖値コントロールが可能になり、将来の合併症リスクを下げると期待がもたれます。

## GIPとGLP-1

GIPとGLP-1はどちらもインクレチンというホルモンで、インスリンの分泌促進や食欲抑制作用があります。いずれも食事を摂ると消化管から分泌され、GIPは消化管のK細胞より、GLP-1はL細胞から分泌されることが分かっています。投与すると図のようにそれぞれの受容体にくっつくことから、この作用の仕方はダブルで結合という意味でデュアルアゴニストと呼ばれています。

## 針を刺さずに血糖の状態が分かる機器も登場

糖尿病患者さんにとっては日常生活で自らの血糖がどのように変化しているのかを知ることも治療を前向きに続ける助けとなるのは間違いありません。インスリン療法を受けている人は保険適用で自己血糖測定器の提供を受けられ、毎日自宅で血糖値を測定できます。

今のところ多くの糖尿病診療の場で使われているこの測定器は、専用の穿刺器具で測定のたびに指先に針を刺し、微量の血液を採る必要があります。改良が加えられているとはいえ、穿刺時に多少の痛みを伴いますし、測定器は小型化しているとはいえ、リアルタイムで測定するには職場などへ持ち運ぶ必要があることなどが、ビジネスパーソンにはマイナス点といえます。

しかし近年、測定に血液を必要としないタイプの機器も登場しました。500円玉ほどの丸いばんそうこうのような見た目のセンサーを上腕部に貼り、専用のスマホ大の読み取り機をかざすと画面に数値やグラフが出る仕組みです。センサーを貼るときパチンと弾かれる感触がある程度で、指先を針で刺すことなく測定でき、痛みが生じることはほぼありません。

この機器で測っているのは厳密には血糖値ではなく、体液中の糖（グルコース値）ですが、近似値ですので血糖の大まかな状態はこれでも分かります。

センサーは消耗品で、一度貼れば2週間使用することができ、24時間いつでもどこでも、服の上からでも読み取り機をかざすたびに測定値が出てきます。

測定データは一定期間保存され、直近データだけでなく1日の変動パターンや食事時間の変動パターンなどいろいろなグラフを見ることが可能です。

この機器を使うと自分の普段の血糖値はどのくらいか、なにを食べたらどの程度数値が上がるかなどが分かるので、食べるものや食べる時間を自然と意識するようになります。利用者からは間食や外食、スーパーでの買い物も考えて選ぶ習慣がついた、という声もよく聞かれます。こうした新しい機器は操作性や見やすさも優れており、習慣にもしやすいという特長があります。楽しみながら血糖コントロールに役立てられるのではと今後の普及に期待しています。

## 忙しくても受診しやすいオンライン診療

オンライン診療はスマホ、インターネットといった通信機器を使って、画面越しに医師の診察を受けられる診療形式で2018年から公的保険での利用ができるようになりました。

糖尿病もオンライン診療の対象疾患の一つです。ただし、初診は各種検査を受けなければならないので医療機関へ行く必要があり、その後も医師が必要と判断した場合は通院が求められるなど、満たさなければならない要件があります。また、すべての医療機関でオンライン診療を行っているわけではないので、自らのかかりつけ医が実施しているかどうかを確認する必要があります。

対面でもオンラインでも、医療の内容が同じなら患者さんが支払う医療費に差は生じません。薬は院外処方の場合、診療後に自宅に郵送された処方箋を患者さんが最寄りの薬局に持参して薬を受け取る仕組みになります。

医療機関に出向かなくても自宅や自分の都合が良い場所で受診できる点は、仕事をしていて医療機関へ行く時間がなかなか取れない忙しいビジネスパーソンにはメリットといえます。医療者としても糖尿病を含む生活習慣病の治療で起こりがちな通院中断の問題が、オンライン診療の導入で少しでも解決に向かうのは良いことだと考えます。

ただし、課題もあります。血糖値の測定や合併症を見つけるチェックなどの各種検査は原則、医療機関に行かなければ受けられません。インスリン治療を受けている場合は保険内で自宅での血糖測定が可能ですが、それ以外の人は病状のタイムリーな把握がオンライン診療ではできないので、治療法の変更など臨機応変な対応が必要な場合は医療機関を受診しなければなりません。また、食事指導や運動指導なども対面のほうが効果的な指導が行えます。

したがって、病状が安定しており同じ薬を継続して処方する場合に限り、オンライン診療は通院せずに薬が受け取れる方法として有効です。糖尿病患者さんにとって、通院中断で薬を切らしてしまうことは血糖コントロールを悪くしてしまう大きな原因の一つとなってきたので、そうした事態を防ぐためにオンライン診療を活用するのは意味があることだと思います。

## 妊娠糖尿病は、管理入院が必要になることも

妊娠糖尿病で血糖値のコントロールがうまくいかず高値が続く場合は入院しながら血糖値を正常範囲まで下げる管理入院の措置が取られることもあります。

入院期間は、妊娠週数や検査数値などによって個別に設定され、2泊3日程度で退院できる場合もあれば1週間以上かかる場合もあり、さまざまです。

管理入院中は妊娠糖尿病にカロリーを計算した食事が出るなど、自宅にいるよりも厳密な血糖値管理がされます。退院が近づくと自宅での食事療法について指導されることもあります。

通常の妊娠、出産には公的保険は適用されませんが、妊娠糖尿病の管理入院は治療費に公的保険が適用されます。

# 第3章

# 生活習慣を少し見直すだけで血糖値は下がる！家庭で手軽に取り組める食事療法と運動療法

# 減量こそ最良の薬。3％で変わり始める！

メタボを背景とする2型糖尿病が圧倒的に多い働き盛り世代では減量がなによりの血糖コントロール策となります。内臓脂肪が減ることでインスリンの分泌能力や働きが良くなるからです。

しかし、だからといってやみくもに減量に取り組んでは健康にいいはずがありません。空腹の状態をつくると働いたり休日に遊んだりする活力がなくなってしまいますし、ほかの病気にかかってしまっては本末転倒です。確かに減量すれば血糖値も下がりますが、大事なのはそれをいかに維持するかです。無理な減量で一時的にどんと下がっても、その取り組みが長続きしなければリバウンドしてどんと戻ってしまうのもまた早く、それでは合併症を予防することができないのです。

私のクリニックでの事例を挙げると、Cさんはとても前向きに運動に励み食事も見直した結果わずか3カ月で血糖値を正常範囲にすることができましたが、その後、元の生活パターンに戻ったことでたった半年で再び太ってしまい、結局、脳梗塞に倒れました。リバウンドするとそれまでの努力がなかったことになってしまい、精神的にもつらい思いだけが残ります。ひとたび、投げやりになると再チャレンジする気にもなかなかなれないものです。

糖尿病の治療はどうしても長期戦になります。土台となる生活習慣は無理なく見直すことができ、自然体で続けられるようになることが理想です。そのために、目標を最初はあまり高く設定せず、これならできるというレベルに設定することが肝要です。

一般的に、ＢＭＩ（体重（kg）÷身長（m）÷身長（m）で算出）が25以上になると肥満とされ、若い世代のメタボを背景とする2型糖尿病では、いきなり基準値以内を目指すのはなかなか厳しいです。高い山にロープをかけて急こう配を登っていこうとしても未経験者には苦しい壁となります。一歩一歩階段を上がっていくほうが無理なく安全に見晴らしの良い山頂へたどり着ける確率が高くなります。

減量も同じで、低めに目標設定し、その積み重ねで高みを目指していくほうが達成しやすいといえます。

では、目標をどこに置けば無理なくできそうかといえば、まず3～6カ月かけて現体重の3％を減らすことが医学会では勧められています。90kgの人なら90×0・03＝2・7になります。2・5～3kg減らせれば上々です。（もし頑張りによって早期に3％の減量を達成できたら、さらにそこから3％減の目標を再設定すれば良いと思います。）

90kgが87kgになっても見た目には大差ないと思うかもしれませんが、体は確実に変わってくるのです。過去に国内の肥満症の人を対象とした研究で3％以上減量すると血糖値をはじめ、メタボの指標となる高血圧やコレステロール値、尿酸値や肝臓の数値なども改善がみられたことが分かっています。

わずかな減量でも検査数値が良くなれば励みになりますし、もっとやせようとモチベーションが上がります。少しずつＢＭＩ＜25を目指していけばいいのです。

## 食事から取り組むほうが挫折しにくい

体重は食事で摂るカロリーが運動などで消費するカロリーを下回ると減ります。したがって減量の基本は摂取カロリーを減らすか消費カロリーを増やすかの2つになります。企業活動とは逆で、カロリーの収支決算は赤字になるほうが血糖値には都合が良いのです。

糖尿病を改善するには食事も運動もどちらも大事です。今までの診療経験ではどちらかといえばまず食事を見直し、収入を減らすようにするほうが取り組みやすく、減量効果も早く出ます。

過去にスポーツをしていたことがある人ならともかく、新たな習慣に時間を割くのはそれまでの生活パターンを多少なりとも変える必要もあり、軌道に乗せるのがなかなか難しいと考えられます。

若い世代であっても、そもそも運動を苦手とする人は意外と多く、自分にとって続けられそうな運動を見つけることすらできないなど、スタートでつまずくパターンもよくあります。

肥満のために体が重く、運動どころか日常生活できびきび動いたりすることも苦手で、ちょっと張り切ると息切れする、腰痛や膝が痛むといった声も聞かれます。

運動をするとお腹がすきますので、その後につい間食したり、食事量が増えてしまうケースも多々見られます。例えばジョギングを20分すると200㎉程度のカロリーを消費し、その後食欲が増して1個300㎉の菓子パンを食べてしまえば努力があっという間に水の泡となってしまいます。

だからといって運動が無意味ということではありません。運動にはインスリンの効きをよくする働きや筋肉量を保持し代謝を上げる働きがあるので、あくまでも食事療法と運動療法の2本立てが糖尿病治療の基本です。

ただし、仕事だってマルチタスクよりはシングルタスクのほうが集中して取り組みやすいという人も多いと思います。まず食事にターゲットを絞り、運動は食事の成果が出始めてモチベーションが高まってきてからでも遅くないというのが私の考えです。

## 食べない一辺倒では長続きしない

食事療法といえば我慢がつきもので、あれはいい、これはだめと食べていいもの、悪いものをあれこれ言われるのは嫌だと腰が引けたり、医療機関で指導を受け憂鬱になった経験がある人もいると思います。

私は患者さんに対して食べるなという一辺倒の指導をしないようにしています。医者にとってみれば、食べないでと指導するだけで済むなら簡単です。しかし、そのために患者さんが元気をなくしたり、仕事に身が入らなくなったりしては、せっかくの働き盛り、せっかくの人生を台無しにしかねないので避けたいと思うのです。

糖尿病の治療は風邪のように治ったら終わりではなく、一生付き合う疾患です。制限ばかりしては患者さんも嫌になって、もう医者に行きたくないと投げ出してしまいたくなります。そんな通院中断も糖尿病の治療にとっていいはずがありません。

最近は断食であるとか、主食をいっさい摂らないなど、食べない減量法がメディアの注目を浴びています。そういった方法は大きな病気のない人が短期間で取り組むならともかく、糖尿病の人が安全にできる保証はありません。いくら太っているからといって、食べさえしなければ良いという発想では体に必要な栄養まで不足してしまい、健康を損ねてしまいます。極端に糖を減らした結果、低血糖に陥り深刻な状態になってしまう恐れもあります。

とはいっても、これまでどおり好きなものを好きなだけ食べていては血糖値は下がらないので、食べるものの選び方や食べ方の見直しは必要です。糖尿病の治療は長期戦ですから、食事療法も長続きする内容でなければ効果が得られません。できるだけ無理なく行えることがなにより大切です。

糖尿病専門医院は忙しい働き盛り世代がこれならできそうと思えるシンプルかつ効率の良いノウハウをたくさんもっています。

## 面倒な計算はいらない！　まずは腹八分目を

食事に気をつける＝カロリーを控える、と考えられがちです。しかし、いちいち食品ごとのカロリーを調べるのも、計算をするのも面倒なものです。診療の場では管理栄養士がアドバイスできますが、普段の生活では患者自身で気をつけなければなりません。忙しいビジネスパーソンでも難しいことを考えたり時間をとられたりすることなくカロリーダウンを実践できる方法があります。しかも、健康を損ねたりする心配もありません。

カロリーを摂らなければいいのだったら食べなければいい、とばかりに無理な断食や摂食をして倒れてしまっては元も子もありません。空腹に耐えかねて衝動的に大食いに走り、余計に太ってしまい血糖値も上がってしまったら本末転倒です。こうした方法は健康を損ねるので、日本糖尿病学会でも警告をしています。

そんな無茶をすることなく、減量をスムーズにスタートできる食べ方は量を普段より2割減らすことです。昔から腹八分目という言葉があります。そこそこにしておくほうが健康にはいいよという意味で、これを地でいくわけです。栄養バランスも確かに大事とはいえ、肥満にとってより問題なのはそもそも全体の量が多いこと、食べ過ぎです。

私が今まで診てきた患者さんに、小食で肥満の人はまずいません。本人は人並みの量と思っていてもたいていの場合食べ過ぎています。減量を思い立ったら、少なくとも最初のうちは糖質がどうとか、脂質はどのくらいがいいのかなどはあまり考え込まず、まず食事の総量を減らしてみる、というできるだけシンプルなやり方、難しいことを考えずに手軽にできるやり方でトライするのが、ストレスも少なく楽しみながら減量できると思います。

ゆくゆくはバランスを考えた食事をしていくことが健康的に血糖値をコントロールするのには大切になってきますが、最初から食品中の栄養成分を調べたり計算したりするのは負担も大きく、三日坊主に終わってしまいがちです。

まずは食事量全体を今までの8割にし、満足できるようになることを目指します。もし空腹感がつらかったら、低カロリーで血糖値の上昇を抑える野菜や海藻類なら増やしてもＯＫです。

## 1週間、食事の写真を撮ってみよう

そもそも今までの８割の量というのがどのくらいなのか、イメージしにくい人も多いと思います。それどころかこの１週間、いつなにを食べたかと思い返してもすらすら答えられる人はなかなかいないと思いますし、昨日の食事すらはっきりと覚えていないこともあるかと思います。

そこでまず、食事の前にスマホなどで食べるものを画像に残しておくことから始めると、減量のイメージがしやすくなります。昨今はおしゃれなカフェのメニューや旅先の名物料理をＳＮＳにアップしようと撮影する姿もよく見かけます。そうした特別感のある外食は撮らなくても結構覚えているものですが、血糖値対策では普段の食事こそ大事です。

ノートなどに書き出して記録をとってもいいのですが、スマホの写真画像ならばなにをどれくらいの量食べたのか一目瞭然です。なにより写真は撮るだけなので手っ取り早く、続けやすいという利点があります。間食も夜食も、食べたものはすべて写真を撮ることが重要です。

撮った画像は一度、通しで閲覧してみてください。写真のいいところは、一見して揚げ物が多いとか野菜が少ないなど食事の傾向が直感的に分かることです。カレー、ラーメン、焼肉など、たった1週間でも何度も登場する食べ物があると思います。すべて通しで画像を眺めることは自分がどんなものをよく食べているか、偏りがないかを知るのに役立ちます。自分はこんなに食べていたのか、2割くらいは減らせるかも、と思えてきたらしめたものです。

漠然と減らそう、よりも、具体的にこれを減らすとターゲットを絞るほうが行動に移しやすくなります。

## 茶色が目立ったら緑や赤を加えて

自分の食事写真を見て量の把握ができたら、次にチェックする項目は色と品数です。具体的に、なにを食べたか一つひとつ確認することも、医療機関での食事指導の際には大切になってきます。患者さんが自宅で食事の見直しに取り組む場合は、できるだけ面倒でなく、短時間でできることが長続きのポイントです。

色と品数に着目すれば、一品一品がなにか読み取らなくても、ましてやカロリー計算などしなくても減量しやすく血糖値も下がりやすい食事に近づけるのです。実際にそうやって検査数値が良くなっていった人も多く見てきました。

色については、撮った画像を眺めてみて、もし茶色が目立ったら、脂肪や糖質が多く肥満しやすいメニューになっている可能性があります。

茶色のすべてがそうとはいえませんが、特にメインディッシュに茶色が占める率が高いと、フライだったり、焼肉だったり、ミートソースだったり、こってりした食品の率が高いのです。

カレーや、ラーメンのスープも茶色です。カレールゥが茶色いのは肉やフライの色とは違いますし、もちろん甘くはないものの、血糖値をぐんと上げてしまう代表格です。主原料は小麦粉で、油とともに具と炒めて煮込んでいます。たいてい単品で食べることはめったになく、ご飯やうどんなどの主食とセットです。カレーパンにいたっては、パンも揚げてありハイカロリーです。さらに、カレーはスパイスを効かせるなど、食欲をそそる辛みがあり、嗜好性の高い食事で脂質の含有量も高くつい食べ過ぎてしまうことにつながって、肥満のもとになりやすいのです。

色数にも気をつける必要があります。少なければ栄養も偏りがちと考えられるからです。まして茶色が目立つとなると、血糖値の上昇を抑える食物繊維の代表格である野菜が足りていないと考えることもできます。

茶色の占有率を減らし、その分緑や赤を増やしてみる、まずはこれだけでもカロリーダウンにつながるはずです。

手っ取り早いのは生野菜です。レタスをちぎってメインディッシュに添えるだけでも色の配分が変わります。自炊に手が回らない人はコンビニやスーパーでカット野菜やサラダを調達するのでも構いません。

食事は色数が少ないと単調に感じられ、その分、量を食べないと満足感が得られにくくなります。カラフルなほうが目でも味わえて食事が楽しくなると思います。その意味でも野菜サラダなどで色数を増やすことが肝心です。

## どんぶりものが目立ったら、定食スタイルに

次は品数です。今までの診療から特に若い年代で肥満している糖尿病患者が好む食事は一品をたっぷり食べる傾向が強いことを実感しています。

特に多いのがどんぶりものです。かつ丼、牛丼、親子丼と、忙しいビジネスパーソン

にとってどんぶりものは、ご飯とおかずを一緒にかきこむことができる一品。最近はスパイシーなエスニック系などバリエーションも増えてきているようで、定番ならだいたい味の想像がつくので注文もしやすく、なによりコクがあり、週に何度も食べている人も多いのではないかと思います。

しかし糖尿病にとってはかなり危険なメニューです。どんぶりものは一様に、ご飯の量が多めで、普通の茶碗に盛ったらびっくりするほどたくさんの量でも、タレやつゆがしみこんでいるので口当たりが良く、つい食べ過ぎてしまいがちです。タレやつゆにも多くの砂糖が使われ、揚げたり焼いたりした具に絡んでいれば糖質+脂質のかたまりです。肥満のもとになりますし、血糖値も上がりやすくなってしまいます。

そこで、できるだけどんぶりものは避けるようにし、品数を多くすることを心掛けます。それだけでも糖質や脂質以外のさまざまな栄養を摂ることができますし、品数が増えた分、主食のボリュームを減らしやすくなります。

例えば焼き魚に野菜の煮物、酢の物やサラダがついてくる定食メニューなら品数が多く、味や食感もバラエティーに富んでおり単調にならないので、満足感が得られやすく、どんぶりもののように漫然とご飯をたっぷり食べてしまった、ということも避けられます。ただし、注意点があります。セットメニューにして品数を増やした人でも、よく聞くと、そば＋親子丼とか、うどん＋海鮮丼、といったように、W主食の組み合わせだったりすることがあります。そばやうどんは、たとえさっぱりしたかけやざるであっても、炭水化物＝糖質に変わりありません。これではいくら品数が増えても、それぞれは小さ目のサイズであっても、糖質に偏っており血糖値を確実に上げてしまいます。主菜や副菜と呼ばれるおかずの品数を増やすことを意識することが大切です。

## 社食に前菜追加でベジファースト！

会社の食事スペースである社食を日常的に利用するビジネスパーソンも多いと思います。企業によってはセットメニューが決まっており選択の余地があまりないところもあれば、アラカルトで選べるところもあるようです。できるだけ品数の多いものを選ぶか、あるいは品数を増やすことが減量や血糖コントロールには肝要です。

増やすといっても主菜やデザートを追加してはいけません。社食ではある程度栄養バランスを考えたメニュー構成になっているとは思いますが、肥満や糖尿病がある人にとっては野菜が不足しやすいので、サラダを加えることを習慣にしてください。社食で選べなければ、コンビニで調達しておくのも手です。

食べ方もポイントです。ここで加えたサラダは前菜、つまり食事の最初に食べるのが最も血糖値には効果的な食べ方なのです。すなわちベジタブルファーストです。

この言葉は昨今ダイエットや美容などの情報をとりあげるさまざまなメディアで登場するようになりました。もともとは血糖値の急上昇を防ぐのに良い食べ方として広まった考え方です。

野菜や海藻に多く含まれる食物繊維は食べたものの消化吸収のスピードをゆっくりにします。その分、食べ物の糖分の吸収も遅くなるので血糖値の急激な上昇を抑えることができるのです。

同じものを食べるのに順番次第で血糖の上がり方が違うのなら、上げない食べ方をするほうが得であることはいうまでもありません。

野菜や海藻、きのこ類を先に食べることで食物繊維が水分を含んでお腹にたまり、空腹感を抑えるのにも役立ちます。食物繊維は近年、腸内細菌のエサとなり腸内を良好な環境にし、便通改善だけでなく免疫力の向上にも良い影響をもたらすと注目されています。

糖尿病の食事療法では1日に350g（生野菜の場合両手のひら一杯分）の野菜を食べることを目標にしています。まずはできる範囲で、野菜率を高めていくことが大事です。

ベジファーストは近年、広く受け入れられつつありますが、食が細り気味の高齢者に限っては最初の野菜だけで満腹感を得てしまい、その後の主菜の摂取量が減ってしまうことが問題になっています。筋力を維持するために大切なタンパク質の摂取量が減少してしまうと、サルコペニア・フレイルと呼ばれるような四肢の筋肉量が減ってしまう状態になりやすく、転倒して骨折してしまい寝たきり状態に至る可能性もあるため注意が必要です。

# ご飯は一口最低30回噛む

主食は糖質を多く含みますから、血糖値を上げないようにするには主食の量を減らすことはとても効果的です。

とはいえ、まったく食べないのは勧められません。よくご飯を豆腐や油揚げに置き換える方法がネットなどで紹介されており、〇kgやせたなどという体験談もみられますが、栄養バランスの面で考えると決して良策とはいえません。

というのも糖質（炭水化物）は人が生きていくうえで欠かせない三大栄養素の一つでもあり、まったく摂らないのは健康にとって良くないからです。脳が働いたり、体や臓器を動かしたりするエネルギー源はその多くが糖質です。不足するとぼんやりしてしまったり、やる気が起こらなかったり、仕事のパフォーマンスを落とすなど日常生活に悪影響を及ぼしかねません。

近年、いわゆる糖質制限ダイエットが話題になって、私のクリニックでも患者さんからあのやり方はいいのかと質問されることがあります。私ははっきりと過度な制限はしないでくださいと答えています。日本糖尿病学会では「総エネルギー摂取量を制限せずに、炭水化物（糖質）のみを極端に制限して減量を図ることは、長期的な食事療法の安全性などがはっきりしていないことから、現時点では勧められない」とコメントしています。

主食を極端に制限することは精神的にも大きなストレスがかかります。私たちの食習慣は子どもの頃からの繰り返しでつくられているものであり、そのなかで主食を食べることは基本中の基本になっているからです。毎日食べるものとして食生活のなかに定着しているものを急に我慢するのは苦行そのものです。

糖尿病の食事療法は一朝一夕で効果が出るものではなく、また効果が出たらすっぱりやめていいものでもなく、長く続けてこそ血糖値を正常範囲内に安定させ、合併症の予防につながるのです。

食事指導をしていると、主食は悪者だからいっさい食べないほうがいいと極端な考えに走ってしまう人もいます。私は、ほどほどに量を調整すれば、体重にしろ血糖値にしろ、適正に近づく環境が自ずから整ってくると考えています。

量を減らした分、物足りなさを解消するにはできるだけ多くの回数噛んで食べることが大切です。よく噛むとレプチンなどの、脳の満腹中枢を刺激するホルモンの分泌が促され、食欲が抑えられます。食事時間が長くなることでも、脳が満腹を感じやすくなります。

ご飯は唾液に含まれる酵素で糖に分解されるので、よく噛むほどに甘味が増し、舌も満足します。私のクリニックでも一口につき30〜40回は噛むよう患者さんには指導しています。ご飯だけでなく、おかずや野菜も同じようによく噛んで食べることが大事です。

## 揚げ物の衣をはずし〝味変〟を

揚げ物の衣は小麦粉やパン粉などの糖質と油ですから、ハイカロリーで糖質も高く、糖尿病にとっては残念ながらいいところなしです。

油脂類の脂肪は1gあたりのカロリーが9㎉と高く（炭水化物やたんぱく質は4㎉）、摂る量を減らせれば効率良く減量できます。

油脂類には昨今、体の酸化を防いだりコレステロールを増やさないようにする働きのものもありますが、今から血糖コントロールのために減量をスタートさせる段階では、そうした細かい油の種類はわきにおいて、まずは油っこいものを減らすことに集中すべきです。まず全体量を減らせなければ、その中身にこだわっても減量効果は期待できないからです。

そのため、揚げ物は最初から選ばないのがベストですが、どうしても食べたいときもあると思います。

社食のメニューでメインディッシュに揚げ物しかないときには、半分、あるいは一口だけ衣つきの揚げ物として食べ、残りは衣をはずし、カロリーや糖質のコントロールを心掛けます。衣を食べられないと悲観的になるより、衣ありとなしで味変ができるとポジティブに考えるほうがストレスをためずに済みます。

揚げ物が好きでたまらない人は、衣に依存しているといえます。つまり糖質＋脂質の誘惑にはまってしまっているのです。糖質＋脂質の組み合わせはうまみを増します。例えばトーストにバターをぬればコクが出ておいしくなりますし、パスタにオリーブオイルを絡めたり、かけそばに揚げ玉をトッピングするのも同じです。

しかし、同時に依存性も高めるといわれています。クッキーにしろ、菓子パンにしろ、毎日食べたくなる、いつも家にないと落ち着かない、といった場合はすでに依存している兆しです。

揚げ物の衣も例外ではありません。依存から脱するには中身の食材を楽しめるようになることだと思います。揚げていなくてもこの食材はおいしいと思えるようになればしめたものです。例えば衣を半分はがして食べられたならその足がかりになるかもしれません。

応用編として、おかずにソースを満遍なくかけていたのを半分だけにする、とか、焼き鳥のタレを半量にするのも糖尿病対策のための味変テクニックの一つです。味変はどちらかといえば、別の調味料を足すイメージがありますが、糖尿病の場合はマイナスの味変をするのが良いのです。

調味料が多いとどうしても、おかずだけでなく一緒に食べるご飯も進みがちになるので、食材そのものの味を楽しむようにして、無理なくご飯の量を抑えられるようにします。

## ラーメンスープは麺に絡んだ分だけ楽しむ

ラーメンはいまや日本の国民食、ソウルフードといわれるほど身近な食べ物です。店をいくつもはしごしたり、旅行の際に各地の名店を食べ歩きした経験のある人もいると思います。

インスタントやカップ麺も含めれば種類はまさに無尽蔵にあり、ラーメンのない食生活なんて考えられないくらいのラーメン好きも多いようですが、糖尿病と診断されてしまったら、付き合い方を考えなければなりません。

ラーメンもどんぶりものの一つであり、スープや具材に麺がかくれて量が分かりにくいことや、つい麺を足す、替え玉をしたくなってしまうこと、そして麺＋スープは依存性の高い糖質＋脂質の組み合わせ、と肥満や糖尿病にとっては悪い要素が詰まっています。

一口にラーメンといっても、こってりした味付けからだしをきかせたしょうゆ系、塩バターなどさまざまですが、いずれもスープには程度の差こそあれ油が含まれているものがほとんどです。麺に油分を含んだスープが絡むことで、味わいが良くなり、のどごしも良くなり、食べ過ぎも誘発してしまいます。

糖尿病にはラーメンは勧められません。とはいえ、まったく食べるなというのも酷というものです。そこで、食べるときにはスープは残してくださいと私のクリニックでは指導しています。こってりしたスープであれば残すとカロリーを大幅にカットできます。

スープには多くの塩分も含まれます。塩分そのものは血糖値の上昇には関係しませんが、メタボがある糖尿病の人は高血圧も併せ持っているので、血圧対策として塩分の高いスープはできるだけ避けることが望まれます。また、酢を加えても味が変わるだけで含まれる塩分が減るわけではありません。スープはのむものではなく、麺に絡んだ分の味を楽しむもの、と発想を変える必要があります。

食べる順番も血糖値を考えるならトッピングの野菜や海藻から食べます。もちろん、盛り方やサイドメニューを選べるなら、麺の量を少なめにするとか、野菜サラダを追加して品数を増やすということも勧めます。ラーメンライスやラーメン＋餃子といったように、主食の品数を増やさないようにすることも、もちろん重要です。

## コンビニではまずサラダを選ぶ

忙しい働き盛り世代にとって、もはや日常生活を送るのに不可欠な存在となっているのがコンビニエンスストアです。弁当一つとっても品ぞろえが豊富で選ぶのに時間がかかってしまい、サイドメニューまではなかなか気が回らないのではないかと思います。

しかし、そうすると野菜不足になってしまい、色数が少ない食事になりがちです。

仕事で外回りの途中などで食事にあまり時間をかけられないときにコンビニへ寄ると、好きな具材のおにぎりを2、3個選んで終了ということもあり得ます。それでは糖質のかたまりをとるようなもので、空腹の状態でご飯が入ると、体への糖の吸収が良くなるため血糖値もぐんと急上昇してしまいます。

パンも同様で、多忙な人にとっては作業をしながら片手でも食べられるのが人気ですが、パン自体が小麦粉とバター等の油脂類が原料の多くを占めている糖質＋脂質の組み合わせです。パンの場合、おにぎりと違って甘くないのもあれば甘いのもあるので、総菜パンと菓子パンを1個ずつ選ぶ人も多いのではないかと思います。これでは血糖値にとって良いはずがありません。

そこで、コンビニに入ったらまず、サラダを選ぶことから始めます。

野菜を必須品目として、優先順位を上げるのです。糖質や脂質に栄養が偏るのも防ぐことができます。おにぎりが食べたいなら、選ぶのはサラダをカゴに入れたあとで好きな具入りを1個、さらにゆで卵などのタンパク質が摂れるものを加えれば栄養の偏りを防ぐことができます。

弁当を選ぶときには、かつや焼肉がご飯の上に載せてあるような一品ものより、野菜も含めいろいろなおかずが入っている幕の内弁当が良いです。小さめの弁当に、さっぱりめの副菜のパックを加えればさらなるカロリーダウン、糖質、脂質ダウンになります。野菜やきのこ、海藻類の酢の物や和え物、蒸し物などを入れてください。

食べるときの順番はベジタブルファーストを意識します。野菜→おかず→ご飯のクセをつけていくのが重要です。

コンビニのレジに並んだら、レジ横に並ぶ揚げたてのコロッケや唐揚げ、肉まんなどからいいにおいがしてきても、ついで買いしてしまってはいけません。ちょっとだけ、と思って食べても200〜300kcalは軽く加算されてしまうことを心得る必要があります。

## 値段と一緒に栄養成分表示も見る習慣を

近年は、コンビニも生活習慣病の増加を意識して健康志向を強め、弁当類のカロリーや糖質などの栄養成分表示も一般的になってきました。本書ではあまり細かいことを気にしたり計算したりせず、カロリーを減らして栄養バランスがとれる方法を勧めていますが、せっかく数値が出ているのですから、利用しない手はありません。

買うときに値段だけでなく、そばに記載されていることが多い栄養成分表示もチェックする習慣をつけます。

1日のカロリーや糖質、脂質の摂取量の目安は、体重や活動量によって変わってくるので一概にはいえません。目安としては糖尿病がある場合の1日の摂取カロリーは成人男性で1800〜2200kcal程度です。したがって単純に3分の1にし、600kcal〜700kcalにおさまる範囲で選ぶと良いです。

例えばかつ丼は一品だけでオーバーしてしまうとか、サンドイッチも2パック食べるとカロリーが増えるとか、これまでの食生活の振り返りができるとともに、だいたい1回の食事内容がどのようなものだったらセーフなのかが、何度かやっていくうちに分かってくると思います。

糖質の摂取量は摂取カロリーの40〜60%、タンパク質は20%、脂質は20〜30%が目安になっています。1回の食事の総カロリーが600kcalとすれば、240〜360kcal分は糖質で摂って良いことになります。これは糖質60〜90ｇに相当します。糖質とタンパク質は1ｇあたり4kcal、脂質は9kcalですから、食べ物のパッケージに載っているグラム表示にこの数字を掛ければ、簡単にカロリーに換算できます。

ただし、診療の場では患者さん一人ひとりの体格や血糖コントロール状況によってその人に合った目標が設定されるので、これはあくまで目安です。今、治療を受けている人は医療機関の指導に従いながらできる範囲で意識をして進める必要があります。

## 食べる分だけ＆残りは小分けで食べ過ぎ防止！

昼にコンビニへ行ったとします。あれも食べたいな、こっちもいいな、と目移りしたとき、消費期限内だったら、これは夜に食べよう、明日の分にしようなどとまとめ買いする人も多いと思います。

それでもきちんと、一食一食、カロリーや糖質などの栄養が想定内におさまるよう調整できれば良いのですが、なしくずしになってしまいやすいものです。ちょっとカロリーが高いけれど、夜と翌朝の2回に分ければ大丈夫と折り合いをつけたつもりでも、いざ夕食の時間になったら、ついつい全部食べてしまった、なんてことにもなりがちです。

こういったことは食事よりも、おやつで経験している人のほうが多いかもしれません。テレビを眺め、スナック菓子の大袋をそばに置き食べていたら手が止まらなくなり、気がついたらほとんど空になっていたこともあるのではと思います。

自分は意思が強いから大丈夫という人でも、手元にあれば少なからず食べたい欲求と闘わなければならず、ストレスになります。それよりも最初から買わないほうが、手元にないわけですから諦めがつくものです。

面倒でも、コンビニやスーパーで調理済みの食品などを買うときには、そのとき食べる分だけ買うよう心掛ける必要があります。

もし、大きいパック詰めしたものしかないときには、買ってきたあと小分けをし、ラップなどで1回に食べる分をとりわけてから冷蔵庫や冷凍庫へ入れます。できるだけ冷蔵庫の奥など、目につきにくいところにしまい、食べるときまで見ないようにすることもいいと思います。見てしまうと欲しくなってしまうからです。視界から外すことが欲求を抑える最大のポイントです。

## スイーツコーナーには足を踏み入れるべからず！

視界から外すといえば、コンビニで最も見てはいけない場所はスイーツの棚です。昨今は有名菓子店などとのコラボ商品も次から次へと登場して、手頃な値段であの名店の味が⁉と購買意欲をそそります。期間限定だったりすればなおさらです。今を逃すともう味わえないかもと、そんな焦燥感があっけなくそれまでの食に対する努力を、無に帰してしまいます。

特に甘いものは、それまでの食生活の積み重ねで脳に味の記憶が刻みつけられているため、見たとたんに意思とは関係なく脳が味を思い出し、興奮をつかさどるドーパミンというホルモンが分泌されて、簡単にいえばハイになってしまうのです。

コンビニでどうしてもプリンやパフェを買ってしまうと、クリニックの患者さんからもよく相談を受けます。そうした人に対して私はきっぱりと、スイーツコーナーには行かないでくださいと答えています。誘惑に乗らないためには行かないのがいちばんです。

ゼリーやババロア、ヨーグルトをベースしたものなど、一見、口当たりがさっぱりしていて血糖値に優しそうなものもコンビニスイーツにはあります。問題なのはこのくらいならいいだろうと結局、毎日のように買ってしまい、習慣化してしまうことです。甘さ控えめだとしても、スイーツを食べる習慣自体を変えないと、長い目でみて減量や良好な血糖コントロールの維持が難しくなってしまうと考えます。

今後いっさい、スイーツを食べてはいけないといっているのではありません。見た目にもきれいなコンビニスイーツは減量などの目標を達成できたときのご褒美にとっておくことが得策です。努力をして勝ちとるものに昇格させれば、食べたときの幸福感もひとしおではないかと思います。

# 菓子パンをおやつにしない

スイーツがだめなら、せめてパンをと、総菜パンを買うついでにかたわらの菓子パンを手にとる人もいます。

昨今の若い人の食生活をみていると、菓子パンを食事としてもおやつとしてもよく食べている傾向が見られます。菓子パンといえば今は数えきれないほどラインナップが豊富で、見た目、食感、味ともに工夫が凝らされ満足感の高いものになっています。デスクワークをしながらや運転の合間など、小腹がすいたと感じたときに、ながら食べしやすいのも人気の一因のようです。

チョコレートやクッキーはお菓子なので食べるのに罪悪感があるけれど、パンならそこまで、と考えている人もいると思います。

実際にコンビニで販売している菓子パンの栄養成分表示を見ると相当なハイカロリー

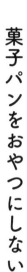

です。小さくても1個300～500㎉になるものもあり、一食分に相当します。また、小麦粉や砂糖が多く含まれるうえ、油脂も多いので糖質＋脂質で肥満を進め、血糖値も上げてしまいます。パンとはいえ、お菓子と同格であると認識することが必要です。やはり減量や血糖値のことを考えるのなら、菓子パンは食べないことが賢明です。どうしても食べたいときには、おやつとしてではなく、食事の最後に一口だけ食べることにしたほうがリスクはずっと小さくなります。おやつに食べてしまうと、昼食で上がった血糖値がようやく下がったときにまた上げてしまうことになり、結局、だらだら一日中高い状態をつくってしまうのです。食事の最後に食べるほうが血糖値の上昇を抑えることができます。ちぎるなり、切るなりして一口分だけ、そしてあくまで、我慢ができないときだけの緊急措置にして極力制限するべきです。

# おやつは噛みごたえで選ぶ

食べる回数が増えるとそのたびに血糖値は上昇するので、間食はできるだけ控えるのが賢明です。ダイエット法のなかには、一日の食事回数を7～8回に増やす代わりに1回の食事量を減らし、空腹感を抑えるというものもあると耳にしますが、もともとたくさん食べていた人がこのやり方をしても1回分は減らず、結局1日トータルでの食事量は増えてしまう可能性が大いにあります。

1日3食でどうしても、昼ご飯と晩ご飯の間に小腹がすいてしまう人はいると思います。我慢が限度を超えると食べたい衝動が湧き起こるもので、理性が効かず甘いものやスナック菓子に手が出てしまうので困ります。血糖値が上がれば空腹感もおさまりますが、そのときはっと我に返ってもあとの祭りです。

自己嫌悪に陥ることなく、上手に空腹感を抑えるには、低カロリー&低糖質の食品をおやつにしておくのが良いです。するめや昆布など噛みごたえのあるものは、噛んでいるうちに空腹感がおさまってくるので常備しておくといいと思います。ただし、血圧が気になる人は塩分に気をつける必要があります。

ナッツや豆類を数粒、よく噛んで食べるのも有効ですが、こちらはつい食べ過ぎてしまうとカロリーが心配なので注意が必要です。サラダチキンやチーズ、ゆで卵などの、タンパク質の多いものもいいです。無糖のドリンクを同時に摂るとお腹がふくれ、満腹感が得られます。

患者さんからよく人工甘味料のことを聞かれます。私の考えでは甘いものそのものへの依存をなくすことにはつながらないので、あまり勧めていません。いわゆる菓子のような甘味が欲しいために人工甘味料に頼ると結局は人工甘味料でもの足らず、もっとおいしい砂糖を口にしたい欲求を募らせることになってしまい、食生活の根本的な改善にはつながりにくいと考えます。

# 1日2食は、1日3食より血糖値を上げてしまう

食事自体の回数が少なければいいのかといえばそうともいえません。医者から食べる量を減らせと言われ、1日2食にするのは大きな間違いです。断食ダイエットなどといわれる、長時間空腹でいると良いとうたうメソッドは、血糖値にとっては良くありません。

朝、昼と食事を摂取し、昼食後に血糖値を測ると、朝食抜きの場合よりも血糖値の上昇が穏やかであることが知られています。朝食抜きで昼や夜にたくさん食べるとすい臓のβ細胞に負担をかけ、インスリンの分泌能力を低下させてしまうのです。

朝食を食べずにその分昼食で立て直そうとたっぷり食べるのと、朝食をきちんととって昼食を控えめにするのとでは、たとえ総摂取エネルギーが同じでも、血糖値の上がり方には大きな違いが出てきます。これをセカンドミールエフェクトといいます。セカン

ド＝二番目ですから、その日の昼食を指します。

したがって、糖尿病の人はむやみに極端な方法を試みるとかえって健康状態を悪化させてしまうことになりかねません。食事を抜くことは精神的なストレスになり、お腹がすけば集中力もそがれます。頭も働かず、仕事のパフォーマンスも上がりようがありません。午前、午後ともに頭も体もしっかりと活動モードを維持するには、1日3回の食事が理にかなっています。食事と食事の間は4～5時間あけ、寝る前の最低2時間は食事を摂らないようにすればさらに血糖値コントロールには良いといえます。

就寝前に食べたもののエネルギーはほとんど消費されず、蓄積に回ってしまいます。もし、食事と就寝の間が短くなってしまう場合はせめて量を控え、油っこいものを避けるようにして、カロリーを抑えるとともに胃腸への負担も軽くすることが大事です。

# 晩酌は低糖質を選んで

アルコールはエタノールに換算し25g／日が適量との目安が、厚生労働省より出されています。一日あたりビールなら中瓶1本、日本酒なら1合、ワインならグラス1杯程度が相当します。

肥満や高血糖の場合、アルコールそのものというよりは晩酌によって食欲が進み、食べ過ぎてしまうことが心配です。特に酒のあてとして脂っこいものや、あとをひくような塩辛いものが好まれます。

もう一つ、酒自体に含まれる糖質の問題もあります。ビールや日本酒などの醸造酒には糖質が多く、飲むならウイスキーや焼酎などの蒸留酒を勧めます。近年は糖質ゼロをうたうビールも多く出回っています。糖質を気にする人にはいいのですが、やはりアルコールで食欲が刺激され、食べ過ぎを誘発しやすいことには変わらないので、ほどほど

| 種類 | 量 | ビール換算（mℓ） | 純アルコール換算（g） | ドリンク数 |
|---|---|---|---|---|
| ビール | コップ１杯 | 180 | 7 | 0.7 |
| | 中瓶 | 500 | 20 | 2.0 |
| | 大瓶 | 633 | 25 | 2.5 |
| | レギュラー缶 | 350 | 14 | 1.4 |
| | ロング缶 | 500 | 20 | 2.0 |
| | 中ジョッキ | 320 | 13 | 1.3 |
| 日本酒（15%） | １合（180 mℓ） | 540 | 22 | 2.2 |
| | お猪口（30 mℓ） | 90 | 4 | 0.4 |
| 焼酎（20%） | １合 | 720 | 29 | 2.9 |
| 焼酎（25%） | １合 | 900 | 36 | 3.6 |
| チューハイ（7%） | レギュラー缶 | 490 | 20 | 2.0 |
| | ロング缶 | 700 | 28 | 2.8 |
| | 中ジョッキ | 450 | 18 | 1.8 |
| チューハイ（9%） | レギュラー缶 | 630 | 25 | 2.5 |
| | ロング缶 | 900 | 36 | 3.6 |
| | 中ジョッキ | 580 | 23 | 2.3 |
| ワイン（12%） | ワイングラス（120 mℓ） | 290 | 12 | 1.2 |
| | ハーフボトル（375 mℓ） | 900 | 36 | 3.6 |
| | フルボトル（750 mℓ） | 1,800 | 72 | 7.2 |
| ウイスキー（40%） | シングル水割り（原酒で 30 mℓ） | 240 | 10 | 1.0 |
| | ダブル水割り（原酒で 60 mℓ） | 480 | 19 | 1.9 |
| | ボトル１本（720 mℓ） | 5,760 | 230 | 23.0 |
| 梅酒（13%） | １合（180 mℓ） | 470 | 19 | 1.9 |
| | お猪口（30 mℓ） | 80 | 3 | 0.3 |

出典：厚生労働省 e- ヘルスネット「飲酒量の単位」

を心掛けることが肝要です。

寝酒は睡眠自体を浅くし、ぐっすり眠れなくなりますので、習慣化しないほうが健康には良いといえます。

## ボーナスの日をつくって、メリハリを

甘いものや脂っこいものが良くないといわれて節制をするとしても、やはり長年慣れ親しんだ食習慣をがらりと変えることで食の楽しみがなくなると、長続きしにくいものです。また、ビジネスパーソンの場合は仕事上の付き合いで会食をする機会も少なくなく、それまで節制していても結局、そうしたイベントをきっかけに挫折してしまうということもあると思います。

糖尿病とは長い付き合いになりますので、くる日もくる日もカロリーや糖質、脂質を

気にしている生活では、どこかで緊張の糸が切れてしまいがちです。食事に気をつけることが苦になっていなければ良いのですが、私が長年、糖尿病患者さんを診ている限りでは優等生はほんのわずかで、ほとんどの人は挫折を経験しています。

心が折れてしまうと、自分に自信がなくなってしまい、自暴自棄になって元の食生活に戻ってしまったり、いいことはありません。

医療機関でも糖尿病にかかったからといって、いっさい甘いものを口にしてはいけないと強制するような指導は控えています。血糖コントロールが悪い人は良くなるまで一時的に甘いものを控えざるを得ないこともありますが、良い状態であれば、私はあまり厳密に一日単位で管理しなくてもいいと患者さんにアドバイスしています。

例えば、週末に会社の付き合いで飲み会が入ったら、次の週は節制すればいいのです。そして、節制がうまくいったら次の週はどこかで1日ボーナスデーをつくって、とっておきの甘いものを食べてもいいと思っています。私のクリニックの患者さんで2カ月に一度通院している患者さんの一人は、通院日に血糖コントロールが良ければ週末に有名店のとびきりおいしい菓子を取り寄せして食べていました。スーパーやコンビニでいつでも買えるようなものではなく、贈答品になるような銘菓や話題のスイーツを選ぶのが楽しいそうです。自分へのまさにボーナスであり、また次の通院日まで前向きに取り組める元気のもとになっているようで、とても良い工夫だと思っています。

## ストレス食いも記録をすればやめられる

仕事が忙しい、人間関係がぎくしゃくするといった、働き盛り世代はなにかとストレスにさらされやすい日々を送りがちです。食べることで紛らわそうとすると、つい食べ過ぎてしまったり、間食をしてしまいます。お腹がすいているわけでもないのに、イライラするとなにか口に入れたくなる人は要注意です。特に問題がないときでも漫然と食べることが習慣になってしまい、やめられなくなってしまうのです。

食べているときはおいしさを味わうことで脳が幸せを感じ、ストレスによる負の感情を忘れられます。しかしその幸福感は長続きせず、脳はもっと食べることを要求してきます。いわば依存状態になってしまうわけです。主婦の方でスーパーに買物に行くと手に取った記憶がないのに、毎回いつの間にか買い物かごにお菓子が入っていると言われる方も実際にいます。

それが続けば肥満は避けられませんし、血糖値にももちろん良くありません。食べているときは良くても、あとからこんなに食べてしまったと自己嫌悪に陥り、それがますますストレスを強めてしまうという悪循環にもなりかねません。

食は楽しむものです。嫌な気持ちを紛らわすためにお腹に詰め込むというのはもったいないことだと思います。毎度食べ過ぎては後悔してしまうのも健全とはいえません。

これを解決するには、ストレスの原因をなくすのが最も確実ですが、仕事量を調整したり、人間関係を良好にすることなどはそう一朝一夕にできるものはありません。であれば、ストレスを食べることで解消しようとする行動を変えることが重要になります。

私はこれについても、食べたものを画像で残すなどの記録が役に立つと思っています。感情にまかせて食べてしまったものも、あとから画像で見返すと理性的になり、せめて半分にしようとか、本当に食べたいものだけに絞ろうとか、対策が見えてくるものです。もちろんストレス食いはしないに越したことはないのですが、あまりしてはいけないことと自分を責めるのもストレスになり良くありません。できることから少しずつ取り入れて向き合っていき、だんだん減らしていければいいと思います。

## サプリメントを過信しない

糖尿病患者の多さを反映してか、雑誌やインターネットなどのメディアで血糖値のコントロールに良いと思わせるようなサプリメントや食品の宣伝が、年々目立ってきています。

血糖値が気になる人へ、高血糖対策にといった文言が並び、摂り続けることで血糖値が下がるような気がしてくるものです。しかし、これらはあくまでも食品の分類に入ることを忘れてはなりません。

特にサプリメントは錠剤やカプセル剤などの形状が多く、薬のように思われがちですが、実は明確な定義はなく、特定成分が濃縮された製品に過ぎません。特定成分についても開発メーカーが独自に研究や調査をしているにとどまります。成分の作用について国が事前にチェックし、発売を認可する仕組みはサプリメントにはないということです。

一般の食品も同様で、特定の野菜や果物、海藻などの食材を取り上げ、これを食べると血糖値が下がるかのような情報を流しているサイトや動画も散見されますが、仮に、ある食材に血糖値を下げる効果があるのなら、とうに製薬会社が研究の対象とし、薬として開発が進められています。特定保健用食品（トクホ）は厚生労働省の認可を経て市場に出ており、特定の保健機能や健康機能を表示することが認められています。血糖値関連のトクホでいえば、「糖分の吸収を抑える」といった表示です。

しかし、病気の診断や治療、予防に関わる表示は許されていません。吸収を抑えるのなら血糖値が下がるだろうというのは早計で、吸収を抑えると表示されているトクホはあくまでも吸収されにくくする作用があるだけです。血糖値を下げる作用があるものは薬となってしまい、トクホにはそうした製品はありません。

トクホはあくまでも日常生活で摂っている食品に代えて利用することにより、糖の吸収が抑えやすいので、結果的に血糖コントロールの役に立つ、というように理解しておく必要があります。

## ネット情報には内容に疑問符がつくものも

近年はパソコンやスマホで検索すれば、膨大な量の健康情報が手に入るようになりました。糖尿病に関しても例外ではなく、気になったときにすぐ検索していとも簡単に、さまざまな情報を得られるようになっています。

なかには誤った情報が混在していることもあります。情報の発信者は糖尿病の専門家もいれば、一般の人もおりさまざまです。内容も学術的、客観的なものから体験談などで発信者が自分の考えを述べているような主観的なものもあり、情報が正しいか間違っているかの判断は調べた本人に委ねられています。そうなると、その人の知識量や情報を読み取る力に判断は左右され、間違った情報を正しいと受け取ってしまうことも起こり得ます。

人は、自分に都合の良い情報＝自分が必要とする情報ととらえてしまいがちです。例えば気になる症状があり、調べてみたらAというサイトには深刻な病気の兆候だと書かれていたとします。慌てて別のBというサイトをみたら、病気ではなく自然におさまることが多い、と書かれていたとします。この場合、普通は大事であってほしくない、との心理が働きますから、Bの情報のほうが、都合が良いということになります。そこでたいしたことなさそうだからしばらく様子をみようとBのサイトの内容を信じて安心してしまう、というわけです。しかし結局、この情報が正しいかどうかは分からずじまいです。

一見魅力的に思える見出しがあると特に惑わされがちです。血糖値を下げる効果がある、糖尿病の人は必読などと目立つように書かれていると、とても役に立つ情報が書かれているように思え惹かれるものですが、読み進めていくと特定のサプリメントや健康器具等の宣伝記事へ誘導されることも少なくありません。

正しい情報に効率よくリーチするには、信頼度の高い情報元を知っておくことが大切です。糖尿病関連では、厚生労働省や日本糖尿病協会などの公の機関や、糖尿病専門医のいる医療機関からの発信がそれにあたります。

また、医療分野は新しい薬品や治療法が頻繁にアップデートされますので、情報が公開された時期の確認も大切です。10年以上も前の情報は内容にもよりますが古くなっており現状と合っていない可能性が高いといえます。1～5年以内を目安に判断すると良いと思います。

## 最初は5分でもOK！　運動をルーチン化する

私のクリニックでは食事療法と運動療法は常にセットで患者さんに指導しています。運動をすることで、体をつくっている細胞へのインスリンの取り込みが良くなり、血糖コントロールがしやすくなるからです。今、薬を服用している人でも、運動をすることで薬の量や種類を減らすことができるようになります。

また、良好な血糖コントロールには、メタボの元凶である内臓脂肪を減らすことが望まれますが、食事よりも運動のほうが減りやすいことが分かっています。内臓脂肪を効率良く減らせられれば、糖や脂肪の消費をサポートするアディポネクチンの分泌が促されるので、体内のインスリンの働きも良くなってきます。若い世代に多いメタボを背景とする糖尿病には、運動がとても効果的なのです。

筋肉量を保持したり増やしたりできるのも運動の効用の一つです。若い世代とはいっても、体は20代でほぼ成熟、完成し、あとは緩やかに加齢変化していきます。筋肉量も、なにもしなければ少しずつ減っていきます。

筋肉は動かしていればもちろん、静止しているときにもエネルギーを消費しています。筋肉量が減れば当然、消費エネルギーは落ちてしまいますので、どんなに食事に気をつけても、やせにくい体になってしまいます。

また、筋肉量が減れば筋力も体力も落ちてしまいます。そうすると体を動かすのが億劫になりますから、動かずにいればますます筋肉量は減ってしまう、という悪循環に陥ってしまいます。

裏を返せば、運動して筋肉量の減少を防ぎ、体力をつければ、自ずと活動的になるので運動量が増えます。それに伴いエネルギーの消費量も増えるので、やせやすくなります。その結果血糖値も下がりやすくなってくる、という好循環が生まれるというわけです。

このほかにも運動には、血行促進や心肺機能が向上してより活動的になれる、血圧が低下する、善玉コレステロールが増え脂質の状態が良くなり動脈硬化の進行を遅らせる、ストレス解消などさまざまな効果が期待できます。

しかし、こうしたことを説明しても、体を動かすとなると及び腰になってしまう患者さんがとても多いのが実情です。私のクリニックでは、定期的に患者さん同士の懇談会や、専門家を招いてのレクチャーなども開いていて、食事をテーマにするととても盛り上がる一方、運動はいまひとつで、人もそれほど集まりません。

決まった生活パターンで、なにかをやめることは比較的楽なのですが、なにかを新たに始めるというのは正直、面倒に思うものです。口では、運動が大事ですよねと同意はしても、実行に移せなかったり、最初からどうせ三日坊主だからと白旗をあげてしまう人もいます。定年退職後の高齢世代でそうですから、日ごろ仕事で多忙な若い世代では、まず時間がとれないということでそこから先に進めないパターンがとても多く見られます。

そこで、私は1日5分の運動タイムを勧めています。

普段、5分という時間はどんなふうに使っているか考えてみると、なにもしなくともあっという間に過ぎてしまう時間ではないかと思います。

例えば歯を磨きながらテレビを観ていてもう一通り磨き終わっているのにぼうっと5分くらい過ごしてしまうようなことが、1日のなかに何度もあるはずです。そんなわずかなすき間の時間である5分間を、運動の時間にあてるのです。

日本糖尿病学会では血糖コントロールに有効な運動の指針として1日20～30分の運動を継続的に行うことを推奨しています。もちろん、できる人は20分行えれば申し分ありませんが、普段運動習慣がない人がいきなりやろうとしても、途中で息切れしてしまいあまり続きません。そしてひとたび挫折経験があると、またやろうという気になかなかなりにくいものです。

運動で大切なのはとにかく続けることです。いかに生活でルーチン化できるかがカギです。例えばラジオ体操だって第一、第二それぞれ4分程度です。それでもしっかり体を動かせば筋肉にきいてきますし、体温も上がってきます。代謝が促されるサインといえます。このくらい自分には楽勝！と思えるくらいの運動量から始めるのがポイントです。

減量や血糖コントロールの観点でいえば1日5分だけでは効果はほとんど望めませんが、ここでの目的はあくまで習慣とすることですから、体が慣れてきて毎日続くようになればしめたものです。1日5分のすき間時間は、起きている時間帯に何度かあるでしょうから、ちょっと時間が空いたな、というときに運動する習慣がつきやすくなります。

そうして細切れでもよいので1日トータルで10分運動できるようになれば運動量は2倍になります。それが無理なくできるようになれば、週3回は1日20分の運動デーをつくることも、ハードルの高い目標ではないと思えてくるはずです。思い立ったときから運動を習慣化していけば、将来長い期間にわたって運動による恩恵を受け続けられるようになるのです。

## こまぎれ運動で体を動かすクセをつける

多忙などの理由で運動のためにわざわざ時間を割けない人もいると思います。その場合、日常生活のなかで運動ができるチャンスはないか探してみます。例えば朝の通勤時に、駅やバス停1つ分を歩けばかなりの運動になります。朝に時間をとれなければ、昼休みにオフィスの階段を昇り降りする、というのでも良いです。距離や時間を増やせなくても、早足で歩いたり、歩行と小走りを交互にしてみたりなど、歩き方の工夫をするだけでも運動量は増えます。

ちりも積もれば山となるといいますが、せっかく歩くのであれば普段から万歩計で計測することを勧めます。

家事も意識して身体を動かせばちょっとした運動になります。拭き掃除のときに腕を伸ばして大きく動かしたり、つま先立ちで作業をしたりなど、体をこまめに動かすクセをつけることが大切です。

体を動かすことは、すべて運動であると思えばいいのです。そのうち、もっと本格的な筋トレでもしてみようかな、とか、ウォーキングを始めようかな、と思えるようになれば楽しみも広がります。

1時間みっちりとウォーキングやエクササイズをしようとすると、考えただけでストレスを感じてしまうという人もいます。無理をして1回くらいはできても、つらい思いが残ってしまうと次もやろうという気にはなかなかなれず、結局長続きしません。それよりも、今ちょっと時間が空いたからと気軽にやるほうが負担にならず、生活のなかに自然に根付いていきます。注意点は、短い時間だからといって気を抜いてやらないことです。

つま先立ちをするならしっかりと、つま先やかかとに意識を向けることが重要です。歩くときも漫然とではなく、足をできるだけしっかり上げることです。運動効果を高めるためでもありますが、けがを防ぐためにも大切なことです。どんなに短い時間でも動きは大きくなくとも、気がそぞろになっていて、いい加減にやっていると足をくじいたり、つまずいたりなどのアクシデントにつながりかねません。こまぎれ運動も運動のうち、と意識して取り組むのです。

## 「ながら」で効果大の運動3選！　おうちトレのススメ

5分でいったいなにができるの？と疑問に思われる人もいると思います。外に出て5分間走ってもいいのですが、身支度だけでそのくらいの時間は経ってしまいます。もっと手軽に、思い立ったときすぐできる運動といえば、やはりその場でできる筋トレを勧めます。

筋トレと聞くと、おもりを持って歯をくいしばりながらやるようなイメージをもたれがちですが、道具はなにもいりません。自分の体重そのものがおもりとなり負荷となる方法もたくさんあるからです。

最小の時間で最大の効果、ではないですが、たとえ短時間でもしっかりやれば手ごたえが得られます。しかも、別のことをしながらでもできます。むしろ、1日5分の短時間だからこそ、ながら運動が向いているのです。ぼーっとしていても過ぎてしまう5分間を、家事など生活のちょっとしたことをしながら運動までできるという、一石二鳥の時間に変えることができるというわけです。

ただし、短時間で高い効果を狙うには、ポイントがあります。それは、腹筋や太ももなどの大きい筋肉を鍛えるということです。筋肉量が増えやすいうえ血流が促されるので代謝＝エネルギー消費量も上がりやすいからです。

メタボの象徴であるお腹ぽっこりも、腹筋に効かせる運動をすれば引き締め効果が期待でき、高血糖や高血圧、脂質異常症といった内臓脂肪の蓄積を背景とする症状を改善することにもつながります。

## 大きい筋肉に効く！　ながら筋トレ3選

1．つま先立ち

電車等での通勤途中や待ち時間、家での料理中など立っている時間を有効活用します。ぱたぱたとせわしなくかかとを上げ下げするのではなく、呼吸をしながらゆっくり上げて数秒停止し、ゆっくり下げるようにします。あごをひき、お尻をきゅっと引き締め、腹筋や太ももに力が入るのを意識しながら行うのがポイントです。

2．スクワット

テレビや、パソコンの動画などを眺めているときにスクワットをします。足を腰幅程度に広げ、上体をまっすぐ起こした状態で腰を落とします。これも息を止めたり勢いにまかせたりするのではなく、自然な呼吸でゆっくり行い、下半身に効いているのを意識することが大事で、運動をしていればながら食べも防止できるので一石二鳥です。

### スクワット

10回3セット

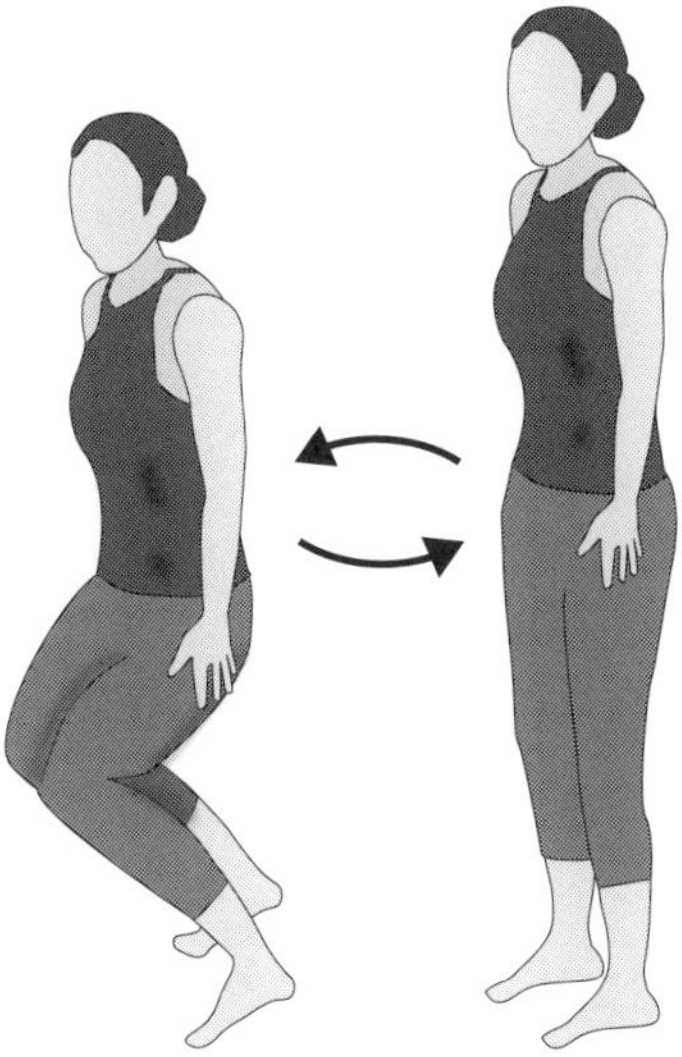

### かかとを上げてつま先で立つ

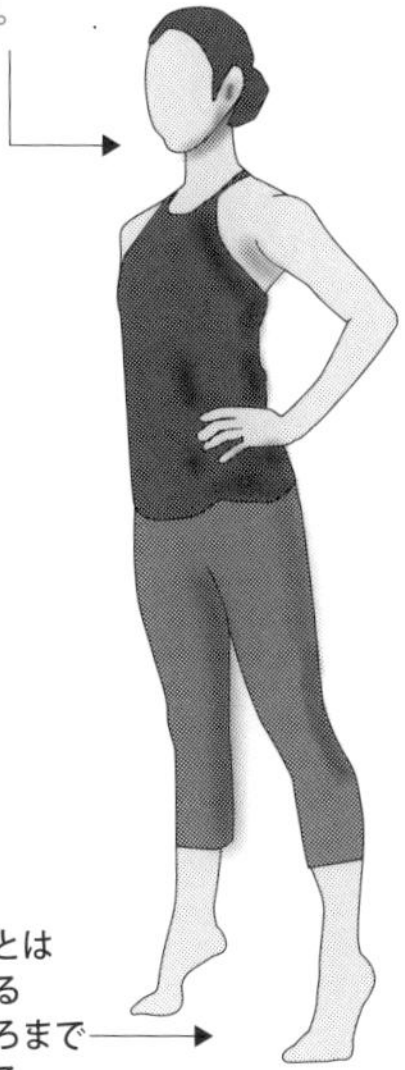
あごを
上げないように
注意。
かかとは
上がる
ところまで
上げる。

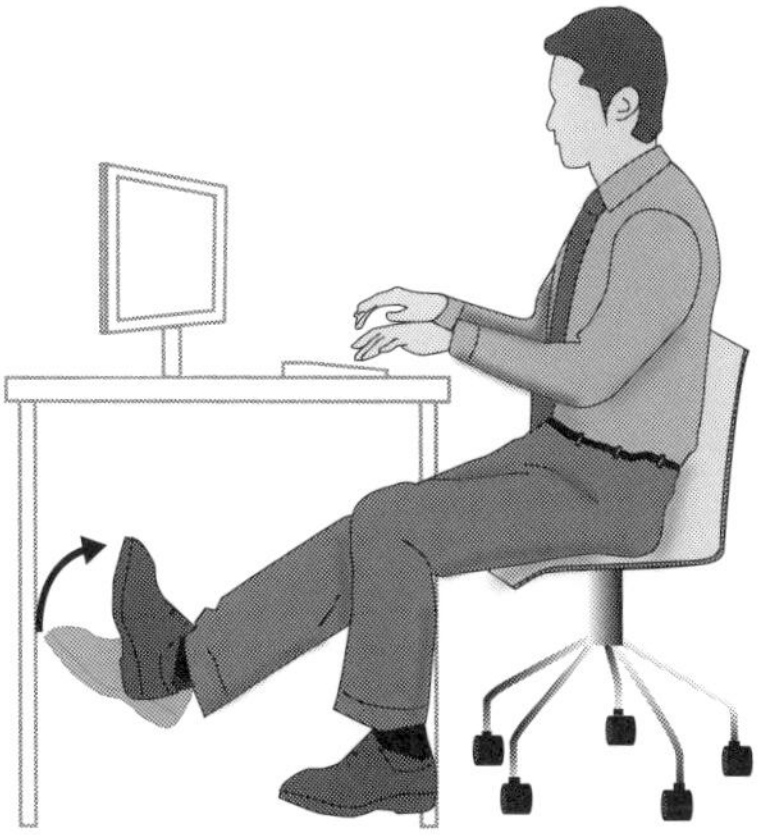

### 足上げ

1分間の消費カロリー
10.0kcal

### 3．足上げ

オフィスなどでのデスクワーク時に、椅子に深めに座ったまま片足ずつ伸ばし、つま先をぐっと天井に向けるようにして静止します。太ももに力が入っているのを意識しながら行います。ひざ周りからふくらはぎまでの筋肉にも効き、むくみ解消にも効果的です。呼吸を止めないことと、猫背にならないよう気をつけます。

これらの、ながら運動も含め、私の今までの診療経験では、外へ出ていくウォーキングやジョギングよりも、家の中での運動のほうが長続きしやすい傾向があります。好みの問題もありますので、外へ出たい人はもちろんＯＫですが、アウトドアとインドアでは私は迷わずインドアを勧めます。

ビジネスパーソンが毎日の生活で運動のために時間をとろうとすれば、やはり思い立ったときにその場ですぐできることがポイントです。また、外での運動は時間や気候によっても左右されがちで、夏は暑いから、冬は寒いからとか、今日は夜遅くなったからとついつい中断の口実もできてしまうというものですが、家の中ならそのようなこともありません。

## 筋トレ＋有酸素運動のハイブリッドで燃焼アップ

運動には大きく有酸素運動と無酸素運動（筋トレ）があることはよく知られています。ここまで取り上げてきたのは主に筋トレでしたが、血糖コントロールを効率よく行うにはウォーキングやジョギングに代表されるような有酸素運動も取り入れるとベターです。

筋トレは筋肉量を保持し基礎代謝を上げることが主目的であり、筋肉中に蓄積されたエネルギー源であるグリコーゲンが燃焼されやすくはなりますが、中長期的に見込める効果であり即効性は期待できません。

対する有酸素運動は、体内の糖分を速やかにエネルギー化し消費しますので、その日の血糖値を下げるサポートになります。特に食事後の運動が効果的です。食事による血糖値の上昇幅を抑えたり、上がった血糖値を速やかに下げ安定させたりしてくれるということです。

また、有酸素運動を20分以上続ければ脂肪も分解されやすくなり、減量効果が期待できます。一般的には、筋トレをして基礎代謝が上がると、エネルギーの消費が促されやすくなることから、筋トレ→有酸素運動の順番で運動すると脂肪が効率良く分解されるといわれています。

毎日5分の筋トレを習慣にできたら、まずは週1回でもいいので有酸素運動を取り入れたハイブリッドに挑戦をします。筋肉量も保持でき、脂肪を減らしやすくなるので、健康的な減量がしやすくなります。

週3回以上、有酸素運動が習慣になれば申し分ありません。その頃には減量の成果も目に見えて現れてくるのではと思います。

有酸素運動の王道はウォーキング、ジョギング、そして水泳が挙げられますが、私はここにサイクリングも加えたいと思います。息が少しはずむ程度のスピードでこげば、ウォーキングの半分ほどの時間でもほぼ同等の運動効果が見込めます。また、ジョギングほどにはつらくなく、続けやすいというメリットもあります。

水泳は膝への負担が少なくて済むので、肥満の人や足腰が弱い人に適したトレーニングだといえます。最近プールへ行くと1〜2レーンくらいは水中ウォーキングの専用レーンになっていることがあり、泳ぐ人に気を使わなくてもいいように配慮されています。

## 血糖値低下を目指してエクサゲームを取り入れる

ほかにも有酸素運動はあります。テニスやサッカー、バスケットボールなどの球技の多くは有酸素運動です。

糖尿病にかかったのをきっかけにやってみようと考えている人もいるかと思います。ただ、これまでの運動指導の経験からしても、相手がいるスポーツはなかなかコンスタントには続かないという弱点があります。相手がいるスポーツはたまに仲間と会って楽しみでやるのならいいのですが、定期的に継続しようとすると、どうしても相手の都合に左右されてしまいます。そのため、自分がしたいときにできるよう、一人で取り組めるものを選ぶのが良いと思います。

一人で黙々と取り組むのが苦手な人もいます。これまで挙げてきたウォーキングやジョギング、水泳なども、続けるほどに景色や環境にも慣れてしまい新鮮味がなくなって、飽きてしまうということもあるかと思います。

一念発起してジム通いを始めても、だんだん足が遠のき、そのうち会費がもったいないとやめてしまったという苦い経験をした覚えのある人もいると思います。

運動に限らず、なにかを続けるにはそれを楽しいと思えないと、なかなかうまくいかないものです。逆に運動が楽しい人は、誰に言われなくても自然に生活のなかに運動が根付いています。しかしそうでない人にとっては運動が楽しくなるまでが一苦労です。その前に挫折してしまうことのほうが多いのではないかと思います。

どうしたら運動を楽しめるかというのは、私たちも長年その観点でいろいろな提案をしてきましたが、いちばん手ごたえがあったのが実はテレビゲームでした。すでによく知られていると思いますが、指先だけでなく全身を動かして、画面の中の敵と戦うなどさまざまなミッションをこなすソフトの活用が、運動の継続にはとてもメリットがあるのです。

私のクリニックでも、こちらがなにも言わなくても患者さんのほうから、面白くて毎日やっているうち体重が落ちたとか、体が軽くなったなどの報告があり、血糖値も下がっているケースがいくつもあります。

これは、テレビゲームに運動の要素を取り入れたエクサゲームとして新たなジャンルを確立しているようです。エクササイズとゲームを合わせた造語で、ゲーム機器やコンピュータを用いて、運動や身体活動にゲームの要素を取り入れた試みでここ10年ほどで世界的に広がりを見せてきた運動スタイルです。いまや市販のゲーム機のほとんどで、運動ができるソフトやオプションが選べるようになっています。

運動を続けられない人のなかには、面倒であるという理由のほか、ジムなどで人に見られるのが嫌、とか、ほかの人ができているのに自分ができないとプレッシャーを感じるなど、さまざまな理由があります。しかしエクサゲームなら、家の中で一人でもできますので人の目を気にすることもありません。また、一人で歩いたり走ったりすることを退屈と思う人も、ゲームの要素があれば一人でも飽きることなく取り組みやすいと思います。

また、糖尿病などの生活習慣病改善のために運動をしなければならない、と言われると義務感が先立ち、自発的に楽しんで行いにくくなるものですが、ゲームを利用すれば誰かに強制されるような気持ちにもならず、無理なく運動習慣がつきやすいのも魅力です。

スイスの研究で、日常生活で座っている時間の長い2型糖尿病患者にエクサゲームに取り組んでもらったところ、医療機関で行う運動療法と同等の強さの運動ができ、心肺運動テストの結果が向上したとの報告もあります。

近年、座りっぱなしは寿命に影響するとの説も出ています。運動不足が肥満リスクになるだけでなく、血液を心臓へ戻すポンプの役割を果たすふくらはぎが、座ったままだと血流が滞りがちになり、それが心筋梗塞や脳梗塞などの心血管疾患のリスク上昇につながると指摘されています。

家の中でも積極的に動けるエクサゲームは、糖尿病に限らず生活習慣病予防や健康づくりの観点から、ますます注目されていくのではないかと考えます。

## 踏み台昇降で筋力アップ

屋内で、その場でできるエクササイズといえば踏み台昇降があります。今は運動専用の踏み台が、ステップボードなどの名称で各種メーカーから販売されており、インターネット通販でも手軽に入手できます。

ただ踏み台を上がったり下りたりするだけで、運動になるのかと思われるかもしれませんが、実際にやってみるとかなりの運動量で、慣れていないとたった5分程度でも息切れがするほどです。

踏み台昇降の良い点は、ウォーキングと比べて太ももをしっかり上げることと、その際にお腹にも力が入るので、体の中でも大きな筋肉である大腿四頭筋や腹筋が鍛えられることです。筋肉量が増えれば基礎代謝がアップするので、消費エネルギーが増え減量しやすい体になりますし、筋肉を鍛えることで糖代謝の改善も期待できます。

また、踏み台昇降は有酸素運動にもなります。エクサゲームもそうですが、わざわざ屋外に出なくても心拍数が上がる運動ができるので、習慣化しやすいと思います。

そして、ながら運動ができるのも踏み台昇降の長所です。テレビを観たり音楽を聴いたりしながら取り組めば、楽しく続けられます。市販の踏み台は持ち運びができるので、その日の気分に合わせて好きな場所でできるというのもマンネリを防ぐのに適しています。

踏み台昇降を行う際の留意点は、背すじを伸ばした良い姿勢で行うことと、膝をしっかり上げることです。腕もしっかり振ると運動量が増えます。有酸素運動としての効果を得るには20〜30分続けることが望まれますが、10分ごとに1分程度休んで2〜3セット行う、といったように、インターバルを置くとメリハリがつき続けやすいと思います。

たかが台を昇り降りするだけ、と甘くみると、つまずいたりバランスを崩したりしてけがのもとになります。運動をする前に足首のストレッチなどの準備運動もきちんと行い、運動中は一つひとつの動きを意識して丁寧に行うことを心掛けます。

## 運動を長続きさせる、3つの工夫

運動が自分の生活の一部として、ごく自然にできるようになることが長続きのポイントです。それにはまず、気が向いたときにすぐ運動ができるような環境をつくることが効果的です。

3つの工夫の1つ目として、具体的には踏み台やダンベル、ボール、ヨガマットといったちょっとした運動器具を、見えるところにおいておくことをお勧めします。いざ運動しようという気になっても器具をしまいこんでいて、わざわざ出してこないといけないのでは準備している間に気持ちが削がれてしまいます。オフィスではなかなかそうもいかないと思いますが、リモートワークなどで自宅にいることが多い人は気分転換に運動する習慣をつけるにも、目につくところに運動グッズをおいておくことは有効です。

次に、見える化です。今はスマホのアプリやスマートウオッチで、歩数も簡単に計測できますし、簡易的に血圧や心拍数、心電図などもリアルタイムで記録できるものも登場しています。自分の今が分かると目標も立てやすくなり、モチベーションも上がります。

ＩＴの活用という観点でいえば、ＳＮＳなどを通して同じ目的をもつ仲間をつくる、というのも継続の力になります。これが工夫の３点目です。

減量サークルとか、ウォーキングのコミュニティなど、健康目的で運動をする人の集まりはネット上にも多くあります。そのなかで、生活習慣病の予防や対策のために運動をしているようなところを見つけて参加してみるのも良いと思います。ネット上ですから実際に会って運動したり、という機会は少ないかもしれませんが、情報交換したり励まし合ったりすることがモチベーションにつながり、頑張っているほかの人の様子を見て、自分もやらないと、と刺激を受けることもあります。ライバル意識が芽生えて、積極的に運動に取り組めるようになると思います。

一人で取り組んだり継続したりするのが苦手な人は、他人の目を意識するとモチベーションの維持がしやすくなります。似た境遇の相手であったり、同じ目標をもつ仲間であったりするとより頑張れるものですし、それはたとえネット上の関係であっても意外なほど効果があるのです。

## 頑張っている自分を褒めまくる

食事の見直しも運動も、一人でもくもくと取り組んでいるとどこかで行き詰まってしまうものです。特に、体重や血糖値の変化など目に見える成果が出てこないと、やっていることが無駄なのではないかと投げやりになってしまいたくもなります。

そんなときに特効薬となるのが、褒め言葉です。子どもの教育関係ではよく褒めると伸びるといわれますが、大人でも同じです。褒められて嫌な気分になる人はまずいませんし、誰かが自分のことを見てくれている、と実感するだけでも張り合いが出るものです。

私のクリニックでも、数値が良くなった患者さんにやったじゃないですかと称賛の言葉をかけると、ぱっと顔が輝いて、診察室を出る足取りも心なしか軽くなったように見えます。そしてたいてい、次の検査も数値がさらに良くなっていることが多いです。

言葉には力があります。過去になにかを達成したなどで周囲から褒められた思い出は意外と後年までずっと残っていて、その人の心の支えになっていることも少なくありません。

そして実は、自分で自分を褒めることでも、同様のモチベーションアップ効果が得られるといわれているのです。

例えば超一流のアスリートでも競技前に、自分はすごい、必ず勝てるなど、鼓舞する言葉を自身に言い聞かせるといった話はよく聞きます。そうすることで自信を高め、良いパフォーマンスを引き出せるのです。

自分で自分のことを褒めるなんてしたことがない、という人もいるかも知れませんが、それがやる気をアップさせ成果につながるのなら、やらない手はありません。

ポイントは口に出して言うことです。耳から聞くことで言葉の力が強化されるのです。また、たとえ成果が思うように出ていなくても、頑張っている自分を褒めるのでも、十分効果があります。どんなことも、行動なくして結果は得られないわけですから、自分が行動を起こしていること自体、褒められるべきことなのです。

もちろん、同居家族や職場の仲間など、日ごろ一緒にいる人から褒めてもらうのも、もちろん効果大です。気の置けない関係の人に自分ができたことを言ったら、大げさなくらい褒めてとお願いしておくのもいいかもしれません。

## 寝る前のスマホは肥満体質をつくる

食事と運動以外で、肥満や血糖コントロールに強く関わる生活習慣は睡眠です。ぐっすりと十分な睡眠をとることが体内の代謝をスムーズにしたり自律神経を整えたりして、太りにくい体質をつくっていきます。

しかし、生活習慣によってはそんな良質な睡眠の妨げになるものもあります。その代表格の一つが実は夜のスマホです。

現代人にとってスマホは生活の必需品です。外出先ではもちろん家の中でも四六時中触っていないと落ち着かず、なかには夜寝る間際まで操作しているという人もいるようです。

スマホ使用のリスクとして取り沙汰されているのが、ブルーライトによる影響です。ブルーライトが身体にもたらす影響として、体重増加につながる可能性があることが最近の研究で分かってきました。

人間にはもともと、朝に日光を浴びると体が活動状態になり、夜暗くなると休息状態になるという体内リズムが備わっています。しかし、夜にブルーライトのような強い光を浴びるとそのリズムが狂い、熟睡しにくくなってしまうのです。

睡眠の質が低下すると、代謝や食欲をつかさどるホルモンの分泌にも悪影響が出ます。睡眠中には成長ホルモンなどの代謝を促す物質が分泌されますが、スマホの見過ぎで夜更かしをして睡眠不足になると分泌が滞り、代謝が促されず脂肪が蓄積されやすい体になってしまう恐れもあります。

また、十分な睡眠がとれないことにより、食欲を亢進させるホルモンの一つであるグレリンの分泌が促されたり、逆に食欲を抑えるホルモンの一つレプチンの分泌が抑制されたりするともいわれています。

スマホだけでなくパソコンやテレビなどの明かりも同様です。夜に浴びると寝付くのが遅くなるなど良質な睡眠が妨げられ、その結果代謝に関係するホルモンの分泌バランスが崩れて太りやすい体質になってしまいます。

スマホやパソコンの見過ぎは、眼精疲労や頭痛、自律神経の乱れなど、肥満のほかにもさまざまな健康への悪影響が指摘されていますので、寝る直前まで画面を眺めるような生活習慣は改める必要があります。

## 異常ないびき、昼間の眠気に要注意

家庭で、あるいは旅先などで、周囲からいびきがうるさいとか寝ている間に時々息が止まっているといった指摘をされたことがある人もいるかと思います。

また、睡眠時間は十分とっているにもかかわらず日中にやたらと眠いとか、集中できずにミスが頻発するといった経験が思い当たる人は、もしかしたら睡眠中に呼吸が止まってしまう睡眠時無呼吸症候群（ＳＡＳ）の可能性があります。

ＳＡＳには病態によりいくつかの種類がありますが、肥満の人がかかりやすいのは、就寝中にのど（気道）がふさがれることで起こる閉そく性（ＯＳＡＳ）と呼ばれるタイプです。首回りが太いためにのどが圧迫されるのに加え、息を吸うときに舌根でのどがふさがれるので、呼吸が止まってしまうのです。

その典型的なサインが異常なほど大きないびきです。ごぉー、がーっと大きな音をたてるだけでなく、突然中断してしまうのも特徴で、ＯＳＡＳではこれを一晩に何度も繰り返します。

呼吸が再開されるときに脳が覚醒するのと、自分のいびきで目が覚めてしまうこともあるので熟睡感が得られず、昼間に強い眠気や倦怠感などの不調が起こってしまうのです。

それだけではありません。ＯＳＡＳがあると呼吸が止まっているときに体内の酸素が

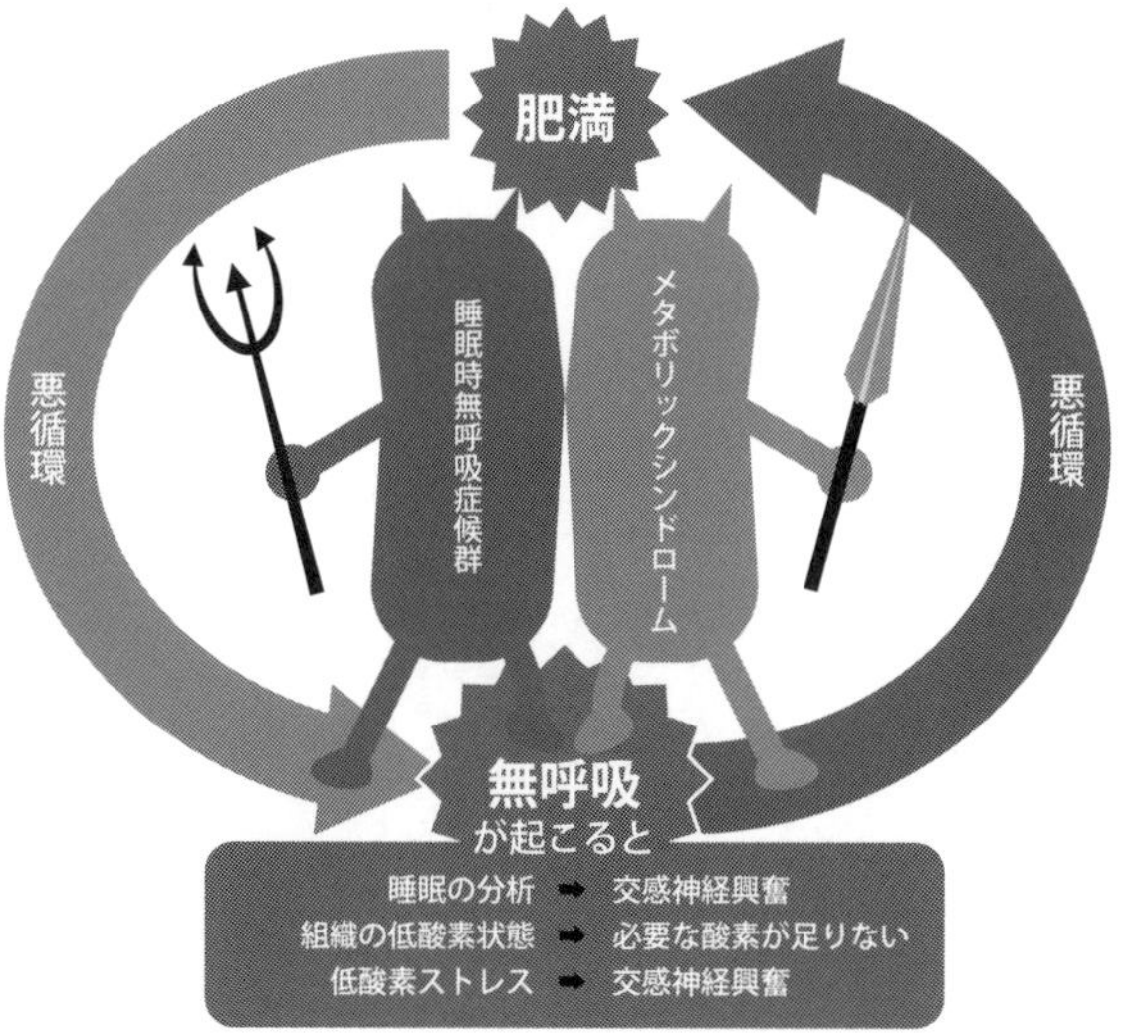


出典：睡眠時無呼吸症候群とメタボリックシンドローム 「SASとメタボリックシンドロームの関係」

少なくなることや、呼吸再開時に血圧や心拍数が急激に上がることから、高血圧や動脈硬化といった合併症を進行させ、心筋梗塞や脳梗塞といった命に関わる病気のリスクを上げてしまうのが問題です。

昨今は若い年代に、ＯＳＡＳとメタボを併発している人が多いともいわれています。メタボがＯＳＡＳを起こし、ＯＳＡＳがメタボを進めるという悪循環で、糖尿病の合併症につながる動脈硬化を加速させてしまう恐れがあるのです。ＯＳＡＳがあるのとないのとでは、合併症が起こるまでの猶予にも差がついてしまう可能性があるということです。

ＯＳＡＳはやせることで改善が見込めますが、加齢や骨格、飲酒習慣なども発症や悪化の要因とされています。もし自分はＯＳＡＳかも、と思ったら、循環器科や睡眠外来を掲げる医療機関へ受診することが未然に防ぐための対策の一つになると思います。

第4章

# 糖尿病専門医を受診することが早期改善の近道！「頼りになるクリニック」の選び方

# 糖尿病は征圧できる

かつて糖尿病にかかった人の寿命は、かかっていない人より10年程度短いといわれていました。しかし医学の進歩により、糖尿病患者の平均寿命は年々延びており、かかっていない人との差が縮まりつつあるとの報告もあります。糖尿病で弱くなってしまったすい臓や傷ついてしまった血管が完全に元に戻ることはなくても、糖尿病にかかっていない人とそう変わらぬ健やかさを保つことができるようになっているのです。

そして血糖値が下がってくれれば、薬を減らしたりやめたりすることもできます。インスリン療法を受けていた人も、血糖値の状態によっては注射から解放されることも夢ではありません。正常範囲を維持し続けて合併症が起こらなければ、糖尿病の征圧に成功したといえます。病気を消滅させることはできませんが、封じ込めることは十分可能なのです。

ただし、病気の気配がなくなっても油断は大敵です。糖尿病は虎視眈々と反撃の機会を狙っています。治療がうまくいってもう大丈夫だろうと、自己判断で通院をやめてしまったり、せっかく血糖値の上昇を抑える良い生活習慣が身についたのに、それが再び乱れてしまったりすると、まさに病魔の思うつぼです。みるみる間に血糖値が上がってコントロール不良になってしまうのが、糖尿病の厄介なところです。

治療で血糖値が下がっても、それまでに蓄積されてきた高血糖のダメージにより起こった動脈硬化を元に戻すことはできないため、血糖値が上がれば再び硬化が進み、合併症のリスクが高くなってしまいます。

また、内臓脂肪が増えてしまうとインスリンの効きが悪くなるので、血糖値が上がりやすくなりますし、それによって、すい臓がインスリンを分泌する能力も落ちてしまいます。

そうなると振り出しに戻ってしまい、それまでに、治療のためにかけた時間もお金も、努力も報われないことになってしまうので非常にもったいないです。

糖尿病を征圧するには適切な血糖状態を保ち続けることがとても大切で、そのためには血糖値が下がり安定してきても自己判断で通院をやめないことです。定期的に通院していれば、その都度血糖値を良好にコントロールするアドバイスが得られるだけでなく、高血圧や脂質異常症などの、ほかの生活習慣病のチェックや健康相談もできるというメリットも得られます。

## 糖尿病専門医は治療のエキスパート

糖尿病の治療はいかに血糖値の状態に合わせたきめ細やかな戦略がとれるかで予後が変わってきます。加えて、患者さんのライフスタイルによっても、取り組みやすい生活習慣などに違いが出てきますので、それらを考慮した指導が必要です。

いかに長く、できれば一生の間糖尿病を征圧し続けるための治療や指導を、一人ひとりの状況に合わせて行えるかが、クリニックの腕の見せ所といえます。

生活習慣の指導というと、食事や運動がメインになるために日常的で専門性が低いというイメージをもたれることがあるのですが、そんなことはありません。むしろ生活習慣病だからこそ、それを専門にしている医師の診療を受けてほしいというのが私の考えです。糖尿病においては、日本糖尿病学会が認定している糖尿病専門医がそれにあたります。

というのも、糖尿病に限らず生活習慣病関連の薬や治療法は、毎年のように新しいものが出ているからです。糖尿病専門医は最新の情報を常に把握しており、患者さんに合わせて使い分けにも配慮できるというのがなによりの強みです。

テーラーメイド治療という言葉が近年、メディアによく登場するようになりました。これは患者さん一人ひとりの病状はもちろん生活サイクルに合わせて治療を選択したり組み合わせたりして行う治療のことです。会社員、自営業、主婦など、生活背景はそれぞれ違いますから、ライフスタイルに合わせて薬を選択したり、食事や運動の指導をすることがとても大切なのです。個別対応ができる豊富な知識と経験をもっているかどうか、そして常に新しい情報を得るなど治療技術のブラッシュアップができているかどうかが、治療の質に大きな違いを生むのです。

とりわけ若い年代の糖尿病患者さんは専門医のいる医療機関での治療が望まれます。鉄は熱いうちに打てといわれますがそのとおりで、先が長いだけに治療開始の段階でどれだけ効果的な治療を受け血糖値を早く下げられるかが、糖尿病征圧のカギを握っていると私は考えるからです。

糖尿病専門医は、専門医養成の役割を担う指導医がいる病院で3年間実地研修を受けたのち、厳しい試験をクリアした医師のみが認定されます。認定後も5年ごとに更新し、その条件として日本糖尿病学会が定める延べ数十時間に及ぶ講習を受けなければなりません。

常に、新しい薬や治療法の情報をアップデートしていますので、そのときそのときの状態に合わせ、患者さんに最適な処方ができますし、軽症から重症までさまざまな症例をたくさん診ていますから、どのようなケースでも見落としや見立て違いといったトラブルを回避でき、的確な診断や治療がしやすいのです。

糖尿病専門医がいない医療機関にも、患者さん思いで治療に熱心なところはあります。

一方で学会のガイドラインに沿っているとはいえない自己流の診療をしたり、十分な治療が行われなかったり、何年も同じ薬の処方だけで生活習慣の指導もなかったりで、なかなか良くならないとの患者さんの声が耳に入ってくることもなくはありません。その点、糖尿病専門医であれば、標準治療と呼ばれる糖尿病の診療ガイドラインに沿った治療をふまえ、かつ個別対応もできる知識やスキルを身につけているので安心です。患者さんごとに個別の戦略を立てることができ、血糖の数値によっては治療法の変更も柔軟に行えるので、早くかつ高い治療効果を引き出せるのです。

糖尿病専門医の所在は、日本糖尿病学会のホームページから、都道府県別に検索することができます。

糖尿病は昨今、予備群が増えていることを受け、診療体制の強化が課題となっています。その解決策の一つとして、新たに登録医や認定医の制度が設けられています。ただしこれはひと月に診る糖尿病患者の数などの条件を満たした医師が登録や、認定を受けるといったもので、専門医に課せられるような試験や研修はありません。

## いざというとき「連携力」のある医療機関なら安心

糖尿病の合併症は、全身のさまざまな臓器に及びますので、診断や治療には他科の医療機関との連携が、糖尿病を診る医師には必要とされます。

例えば、患者さんが最近、目が見えにくくなったと訴えれば糖尿病網膜症の可能性があるので近隣の眼科を、歯ぐきから出血して歯がぐらぐらしていると言えば歯周病が疑われるので歯科を紹介する、といったようにです。

なかには、初診の段階で、どうしてここまで放っておいてしまったのかと驚くような、重症例と出合うこともあります。足に潰瘍ができて黒ずんでいたり腫れていたりするなど、すぐに外科的な処置ができる病院へ行く必要のあるケースも少なくありません。動脈硬化が進み、心筋梗塞を起こしそうな状態にまでなってしまっている場合も、心臓を専門に診る病院で詳しい検査をすることが望まれます。

糖尿病専門医はなにも症状が出ていない予備群から、合併症のために著しく生活に不便をきたしたり入院が必要になったりするような進行した状態まで、多岐にわたる病状を診てきておりその内容や重症度に応じた治療法を身につけています。いわば百戦錬磨ですから、どのような症例に出合っても豊富な経験をもとに、これは他科に紹介するほうが良いとか、精密検査や手術ができる病院に連絡をとるべき、といった的確な判断に長けているといえます。

地域のほかの医療機関との連携がとれていることも、良い医療機関の目安となります。眼科や歯科、しびれなどを診る脳神経内科などが主な合併症の診療科となりますが、私が重要視しているのは、緊急手術や入院に対応できる急性期病院との連携です。合併症のなかには先の心筋梗塞や脳卒中のような、一刻を争う病気もあるからです。

私のクリニックも県や市の総合病院へ多数の紹介実績があり、緊急時の受け入れも柔軟に対応してもらえます。紹介数が多いなどで、その医療機関と良い関係が築けていればいざというときにスムーズな連携がとりやすいので、やはり診療実績の豊富な専門医のほうが頼りになると考えています。

## 疑問や不安にきちんと答えてくれる医師を選ぼう

医師の言うことには逆らえないという風潮が日本には根強くあると感じています。治療に関して疑問を抱いても、医師に対して質問することに遠慮があり、結局よく分からないままもやもやしてしまうという経験のある人もいると思います。

でも、のちのち血糖値がなかなか下がらなかったり、合併症が起こってしまったりしては悔やむに悔やみきれません。そうならないためにも、分からないことや納得のいかないことは臆せず医師にぶつけることが大切です。それにきちんと答えてくれる医療機関を選ぶべきです。

今の時代は、インターネットで多くの情報が得られるようになっているので、薬の選択や、治療のさまざまなことについても、果たして自分に合っているものはなんだろう、などと医師に聞いてみたい事柄も多いと思うのです。私のクリニックにも、例えばインスリン注射や他の薬について質問する患者さんが増えてきた印象です。そのようなときにあいまいな対応をするのではなく、なぜ今この治療を行っているのかとか、血糖値がどのくらいになったらその治療の適応になる、といった明確な回答ができる医師なら、患者さんも安心できます。

特に、自分の目標血糖値はいくつなのかと聞いたときに、ガイドラインにある、通り一遍の数値ではなく、その患者さんの病状やプロフィールを考慮したうえでの個別の値を答えられる医師であることが、この先もずっと付き合える糖尿病のホームドクターを選ぶ際、一つの目安になるのではないかと私は考えます。

私の場合、糖尿病に罹っている期間が10年を超えるとなんらかの合併症が出やすいことから、患者さんの年齢が若ければ若いほど、つまり罹患期間が長くなる見込みの人ほど、合併症リスクが高くなると考え、ガイドラインにある数値よりも低い厳しめの数値にします。特に先の長い、若い年代の患者さんには、将来のことをよく考えたうえでの治療計画が立てられる医師であることが、いい医師の条件であると考えます。

## 検査機器は重要。検査結果のフィードバックが早い

糖尿病では、最も重要なのは合併症を発症しないよう異常をできるだけ早く見つけることです。特に動脈硬化を背景とする心筋梗塞や脳卒中は発作を起こしてからでは手遅れになりかねません。今の血管の状態がどうなっているのかは、症状がない段階で、普段の通院時に調べておくことが予防につながります。

また、神経障害による足のしびれや網膜症による視力の低下をはじめとした目の不調は、それ自体が直接命に関わらないとしても進行すると転んだりぶつかったりしやすくなるなど生活に不便をもたらします。大きな事故につながる恐れもあり、たいへん危険です。

なんとなく気掛かりな症状があっても、自分ではまだ大丈夫、たいしたことないと思っているうちに少しずつ悪化していくことも、早期での発見を難しくしています。自覚症状だけに頼らず、検査によって客観的に病状の程度を評価することが合併症の予防には

とても大切なのです。

糖尿病が進行して合併症が起こるとき、昨日はなんともなかったのに今日になって突然、重い症状が出た、などということはまずありません。どんなに深刻とされる合併症でも、その兆候は必ずあります。そうした少しの異常でも、検査で把握できれば見過ごすことなく予防のための手が打てます。

そのため、検査機器や設備は多いほど、糖尿病を診るクリニックとして信頼度が高いというのが私の考えです。糖尿病専門医のいるクリニックであればほとんどのところで、糖尿病の診断基準の一つであるＨｂＡ１ｃと血糖、そして尿検査は自院で行える体制ができていると思います。私のクリニックでも、ＨｂＡ１ｃ、血糖、尿検査の結果はその日のうちに患者さんに伝えることができます。自院で検査機器をもつということは、見方を変えればそれにかかるコストに見合う数の来院患者がいるということで、間接的に診療実績を表しているともいえ、また、糖尿病の診療に積極的であるということもいえます。受診先を探す際、ＨｂＡ１ｃの検査機器は自院に置いてあるかと聞いてみるのも一つの手だと思います。

専門医がいないクリニックではこうした検査は外注になることが多く、結果が出るまで数日~1週間程度はかかります。自院で検査ができ即日患者さんに結果をお伝えできる設備をもっていることは、糖尿病を専門とする私のクリニックのこだわりの一つです。

加えて、合併症の検査が自院でできるかどうかもポイントです。私のクリニックではX線（レントゲン）検査や心電図をはじめ、動脈硬化の状態を調べる頸動脈検査や血液脈波検査、神経障害の検査など、合併症を網羅的にチェックできる設備をそろえています。

このうち神経障害の検査は神経伝導検査と呼ばれ、大学病院などの大規模な医療機関では以前から行われているものの、クリニックレベルではここ数年の間に簡易型の機器が普及しはじめた状況です。そのため、まだ糖尿病専門クリニックでも実施しているところはあまり多くないと思われますが、神経障害によるしびれや痛みといった顕著な症状が出る前に発見でき、重症化を防げる非常に重要な検査と考え、私のクリニックでは開院後いちはやく導入しています。

合併症の検査結果によっては、血糖コントロールを良くすることで発症が予防できることもあれば、連携している医療機関で専門的な治療が必要になる場合もありますが、いずれにしても深刻な状態になる前に手を打つことができます。

今後、技術の進化とともにいろいろな検査機器が世に出てくるかと思いますが、できるだけ導入したいと考えています。

## 栄養や運動の専門家と組んだ「チーム医療」でサポート強化

糖尿病の治療は、あくまで生活習慣の改善が前提にあり、服薬はそれをサポートする位置づけです。したがってこれら生活習慣の指導こそ、専門家の関わりが重要であるというのが私の考えです。

その考えのもと、私のクリニックには管理栄養士と理学療法士が在籍しており、患者さんの生活背景に合わせたサポート体制を敷いています。

月に1回程度の通院で血糖値のチェックを受けながら、専門家のもとで食事と運動の正しい知識を身につけて、普段の生活のなかで実践していけるようにすることを、私のクリニックでは大切にしています。

管理栄養士による食事指導は診察や検査結果をもとにして1日のカロリーや糖質量を具体的に出し、患者さんの生活状況を聞きながらマンツーマンで、家で無理なく実践できる調理法や、メニューの組み立て方などを中心に、血糖値が上がりにくい健康的な食事をアドバイスしています。

運動指導については、糖尿病を専門的に勉強した理学療法士が、患者さんの年代やライフスタイルに合わせた運動を提案しています。患者さんが指導を受けながら実際に体を動かせるよう、院内の2階にジムを併設しており、トレーニングのサポートも行っています。もちろん通院時だけでなく、普段の生活でできる簡単な体操の指導もしています。できるだけ前向きに運動を継続してもらえるよう、アドバイス内容を院内スタッフ皆で考え意見交換しながら日々の指導に活かすようにしています。

今のところ、糖尿病の診療において運動指導を行うスタッフの資格に制限がなく、医療機関によってスポーツ施設のインストラクターやコーチ経験者などさまざまな職種の人がいますが、私は国家資格である理学療法士にこだわりました。医学的な知識をもって、効果的な運動内容を提供できるのが理学療法士の強みです。

そして、ストレスや睡眠のことなど病気に悪影響を及ぼすと考えられる健康の悩みや相談ごとは看護師が聞いて、会議などでスタッフと共有し、対策をとっていきます。

このように一人の患者さんに対し、多職種のスタッフによるチームで連携をしながら、積極的に関わりフォローしています。そのことによって患者さんも多くの人のサポートを受けていることを実感し、血糖コントロールに対し前向きになれるのではと期待しています。

## 「おいしい糖尿病メニュー」を味わえるキッチンスタジオ

生活習慣病は日常生活の過ごし方が密接に関係していますので、楽しみながら取り組めるのがいちばんです。その手助けとして、糖尿病専門医がいる医療機関の多くは定期的に、患者さんやその家族を対象に糖尿病教室などの名称で、病気の知識や治療・検査について、また生活習慣を改善するための栄養や運動に関する知識や工夫のポイントなどを学習する場を設けています。

私のクリニックでも年に数回、さまざまなテーマで開催しています。とりわけ好評なのは糖尿病向けメニューの試食会です。当院の管理栄養士が開発したメニューを、地元の有名レストランのシェフが実際に目の前で調理をして、できたてを全員でいただくといった内容です。

この企画は私がクリニックを開業する前からぜひ実現したいと熱望し、院内にキッチンスタジオをつくったほどです。糖尿病向けの食事といえば、とかく、カロリーや栄養素の制約が多く味気ないイメージをもたれがちですが、おいしくて満足感も得られるメニュー構成や調理の工夫を提案することで、患者さんも張り合いが出るだろうという考えが以前からありました。ただ、講義形式では無味乾燥で伝わりにくいので、参加者の目の前で実演できる場をつくりたかったのです。料理番組さながらの広いシステムキッチンのあるクリニックは、県内でも珍しいのではと自負しています。

プロの手による見た目も華やか、香りや味わいも豊かなメニューに、参加者も糖尿病向けとは思えないほどおいしいと、試食会を開くたびにびっくりしています。糖尿病には鬼門と思われているようなデザートもつくります。もちろん有名シェフだからつくれるといった上級者向けレシピではなく、家庭で手軽に取り組めるよう食材や調理法のアイデアを練っています。調理の経過が見られることも、家で再現しやすいと喜ばれています。試食タイムには栄養学的な解説もして、理解を深めてもらえるようにしています。

これは、私のクリニックでの糖尿病教室の一例ですが、このように患者さんの普段の生活にすぐに取り入れられそうな、糖尿病改善のノウハウを多く提供できる医療機関でなら、モチベーションも上がり無理なく楽しく血糖コントロールに取り組めるのではないかと考えます。

## 患者会のあるクリニックは指導にも熱心

糖尿病の治療は、食事療法や運動療法など生活そのものが治療の中心となります。患者さん自らが生活習慣を改善し、健康的な生活習慣を継続する必要があります。しかし、長い療養生活のなかでは社会的、経済的な問題を抱えたり、セルフケアがうまくいかず、悩んでいる患者さんも多いと思います。一人で抱え込んでしまうと治療がつらくなり、続かなくなってしまう恐れもあります。

そのような状況で、患者会による患者さん同士のつながりはたいへん貴重なものとなります。医療者や専門家からの療養指導だけで、実際に療養生活を送ることには限界があります。やる気はあるものの、仕事や家庭内などに問題がありなかなか実行に移せない、それを誰に相談したらいいのか分からない、など一人で悩みを抱えている場合もあるかもしれません。そのようなとき、ほかの患者さんの話を聞くと、悩んでいるのは自分だけではなかった、と安心感が得られ仲間同士の連帯感が生まれます。

また、自分の問題や体験を伝えることによって自分自身の病気への思いを整理することができます。さらには自分の体験がほかの誰かの支えになることを知り、自分自身への自信を取り戻すこともあると思います。

患者さん同士で話すことによって、ほかの人が療養生活でどのような工夫を行っているかなどを知ることができ、自分自身の問題を解決する糸口を見つけられることがあります。

患者会をもっているクリニックは、糖尿病に関心をもち熱心に治療している一つの目安になります。私のクリニックにも患者会があり、糖尿病教室もその活動の一環として行っています。ほかにも、年数回の茶話会を設け、患者さん同士ざっくばらんなおしゃべりをして悩みをはきだしストレスを解消する場になっています。

ビジネスパーソンは普段、病気のことを話す相手がおらず、ともすれば一人で不安を抱え込んでしまいがちになるので、このようなコミュニケーションの機会を上手に利用して、ストレス解消や治療への励みになればと思います。

# おわりに

## 糖尿病があっても人生を謳歌しよう！

糖尿病のために、食べたいものを我慢しなければいけない、気が乗らない運動もしなければならない、などないないづくしにうんざりして治療を途中でやめてしまうことがあります。途中まで頑張っていてもあるときプツンと切れてしまい反動で余計に生活習慣が乱れてしまったり、ひとたびそうしたことが起こるとたやすく振り出しに戻ってしまうのがこの病気のつらいところです。

私自身そんな患者さんを数多くみてきて、もっと気楽に、血糖値の改善に取り組めるようなアドバイスはできないものかと考えたのがこの本を著すきっかけでした。

なにしろ人生１００年といわれる時代です。糖尿病であろうと、なかろうと、若い世代の方にはまだまだずっと長い道が続いています。そして、後戻りができません。分かれ道があっても、選べるのは一つだけです。であればできるだけ楽しく、充実感の味わえる道中にしたいのは誰でも同じです。

できれば世話になりたくないと誰もが思っているであろう医療機関と上手に付き合い、医者や薬を上手に利用することも、先々を楽に充実感をもって謳歌しながら歩む助けになります。特に糖尿病の領域は患者さんが多いことから新薬の開発が活発で、使いやすく高い効果が期待できる薬が毎年のように登場してるので、それだけでも昔よりはコントロールしやすくなっていると医師の立場として実感しています。そんな新しい情報も知ってもらいたいので、本の内容に盛り込みました。

糖尿病の診断を受けたら、健康的な生活にスイッチするチャンスともいえます。

糖尿病の治療の柱である生活習慣の見直しは糖尿病以外の生活習慣病の改善にも役立つものばかりだからです。例えば体重を減らせれば高血圧、脂質異常症が改善するので、それらを要因とする動脈硬化の進行も抑えることが可能です。それにより心筋梗塞や脳梗塞といった、命に関わる病気のリスクを下げることができるのです。

糖尿病と長く付き合うなかで、得られるものもあるということです。

ぜひ、ないないづくしの呪縛から逃れ、皆さんご趣味をもたれて糖尿病と上手にお付き合いしながら人生を謳歌してほしいと思います。そのためにも本書の内容を参考にし、実践していただけたら著者冥利、そして医者冥利につきます。

最後まで読んでくださり、ありがとうございました。

〈著者紹介〉

医療法人松徳会 松本クリニック 院長

**松本和隆**（まつもと かずたか）

藤田保健衛生大学医学部卒業後、三重大学医学部附属病院で研修を受ける。その後、三重県内各地の病院の内科で研鑽を積み、2007年に三重大学大学院で代謝内分泌内科学の医学博士を取得。若手医師の少ない三重県において医学生と研修医に地域医療の面白さを紹介するため、三重大学医学部医学・看護学教育センター助教とMMC卒後臨床研修センター事務局長を歴任し、県内すべての臨床研修病院と連携しながら三重県オリジナルの卒後初期臨床研修システムの構築に尽力。三重大学医学部附属病院糖尿病・内分泌内科病棟医長、医局長、副科長、医療法人松徳会花の丘病院副院長を経て、2016年、三重県松阪市に医療法人松徳会松本クリニックを開院。地域では数少ない糖尿病専門医として毎日多くの患者の診療を行っている。著書の『おいしい糖尿病レシピ』（伊勢新聞社）で第7回ふるさと自費出版大賞の優秀賞を受賞。健康応援番組『おしえて先生』『プラスM』（ZTV）をはじめメディア出演・講演多数。

本書についての
ご意見・ご感想はコチラ

忙しい30代・40代のための
# 糖尿病治療のトリセツ

2023年3月3日　第1刷発行

著　者　　松本和隆
発行人　　久保田貴幸

発行元　　株式会社 幻冬舎メディアコンサルティング
〒151-0051　東京都渋谷区千駄ヶ谷4-9-7
電話　03-5411-6440（編集）

発売元　　株式会社 幻冬舎
〒151-0051　東京都渋谷区千駄ヶ谷4-9-7
電話　03-5411-6222（営業）

印刷・製本　中央精版印刷株式会社
装　丁　　野口 萌
イラスト　赤倉綾香（ソラクモ制作室）

検印廃止

Printed in Japan
ISBN 978-4-344-94167-0 C0047
幻冬舎メディアコンサルティングＨＰ
https://www.gentosha-mc.com/